第 1 章	総 論	1
第 2 章	電解質・代謝・栄養	2
第 3 章	呼吸器	3
第 4 章	心 臓	4
第 5 章	その他の手術	5
第 6 章	移 植	6
第 7 章	腎 臓	7
第 8 章	脳神経	8
第 9 章	感染症	9
第10章	外 因	10
第11章	血液腫瘍緊急症	11
第12章	患児の死	12

TECOM

PICU ハンドブック

小児集中治療の最前線

杉本晃一　黒澤寛史
【訳】

テコム

Paediatric Intensive Care Guidelines
Fourth Edition 2017

Editors

Trevor Duke（Royal Children's Hospital, Head of General ICU）

Johnny Millar（Royal Children's Hospital, Head of Cardiac ICU）

***

Copyright ⓒ 2017 by Warwick Butt, Trevor Duke

***

編集協力

兵庫県立こども病院感染症内科

笠井正志

---

*正誤情報につきましては，弊社ウェブサイト（https://www2.tecomgroup.jp/books/）にてお知らせいたします．

*本書の内容の一部あるいは全部を，無断で（複写機などいかなる方法によっても）複写・複製・転載すると，著作権および出版権侵害となることがありますのでご注意ください．

訳者序文

 オーストラリア，メルボルンのRoyal Children's Hospital（RCH）は南半球で最大規模の小児病院であり，その小児集中治療室（Paediatric Intensive Care Unit：PICU）では最先端の治療が行われている．そこでのPICU治療指針に関してまとめたものが『Paediatric Intensive Care Guidelines』であり，英文でポケットサイズの小冊子として販売されている．RCHでは医師，看護師はこのPICUガイドラインを常時携帯し必要な時にページを開く．このPICUガイドラインの最新版（第4版）に掲載されている内容を翻訳し，心臓手術の記載を中心に増補を行い，さらに日本の医療現場でも活用できるように注釈を加え，構成を整えて編集されたのが本書である．

 欧米豪の名の通る小児病院が日本の心臓手術を行う病院と大きく違う点は，1施設あたりの症例数の違いはもちろんであるが，確立されたPICUの管理体制にある．日本の病院ではそれぞれの施設独自のPICU管理マニュアルに基づいて心臓外科医が術後管理を行うことが多い．しかしながら，本編をご覧頂くと分かるように，PICUの医師はあくまでprofessionalな職業であり，過去から築き上げられた知識と経験のもと，さらに最新の知見に裏付けられた治療が施されるべきである．もちろん心臓手術の成績は，心臓外科医のprofessionalな技術，知識，経験によるところが大きいが，同様にPICUにおけるprofessionalな管理に大きく依存する．特に非常に複雑な症例であればあるほど，PICUの管理の質が術後成績に大きな影響を及ぼす．このprofessionalismが本書を貫く根幹である．

 本書の原本は改訂を重ねる毎に，本質的なものだけが残り，よりエビデンスに基づいた，さらに最新の知見を含む充実した内容になっている．本書の原本は，発行元のオーストラリアはもとより，イギリス，カナダ，アメリカなどの英語圏，ヨーロッパやアジア圏などでも医療者に広く使用されている．

 オーストラリアと日本の医療事情は異なり，オーストラリア

では標準的に行われている小児人工心臓や小児心移植などの項目は，近い将来日本でもこれらの治療が広く普及することを期待し，あえてそのまま翻訳し掲載した．最新版の日本語訳をお届けすることで，日本の小児集中治療がさらにレベルアップし，多くのこどもたちとその家族が幸せになることを願ってやまない．

2018年10月

杉本　晃一

　小児集中治療と一口にいっても学ぶべきことは幅広く，奥が深い．しかもエビデンスに乏しく，絶対的に正しいことはほとんどない．そんな中で最善の医療とは何か．突き詰めれば，ベッドサイドで患児を目の前にして何を根拠にどう判断するかに尽きる．そのための拠り所が本書である．

　本書の原本である『Paediatric Intensive Care Guidelines』は，ベッドサイドですぐに参照できるポケットサイズで，必要な知識や管理上のポイントが簡潔にまとめられている．これはFrank Shann教授という小児集中治療界の偉人が，数多くの文献を根拠に作り上げたテキストが元となっている．第3版まではその記載の根拠となる出典が細かなところまで明示されていたが，2017年の第4版からは出典が削除され，いわばエキスパートオピニオンというべき位置付けとなった．

　Frank Shann教授は私がRCHに在籍した頃はまだ現役で，非常に多くのことを教わった．彼に質問するとその答えは常に根拠に基づいており，30分後には関連する論文をいくつも手渡してくれた．その中には最新の論文から1970年代の論文まで含まれていることがあり，その知識の幅広さと記憶力の確かさに驚愕した．彼の後押しを得て本書を刊行できたことはこの上ない喜びであり，重症な小児に関わる医療関係者に一人でも多く

本書をお届けしたい．

　感染症に関してはオーストラリアの記載そのままでは不都合がある可能性があるため，兵庫県立こども病院感染症内科部長の笠井正志先生に加筆修正していただいた．また，エッセンスをできるだけコンパクトにまとめるために，原本は「言葉足らず」であり，RCHの臨床現場を知らないと理解困難な記述が多々ある．本書出版にあたっては，読者の理解を助けるために，青木唯さんをはじめ，テコム出版事業本部編集部の皆様には多大なご協力をいただいた．この場をお借りして改めて深くお礼を申し上げる．

2018年10月

黒澤　寛史

Introduction（原著者序文）

Intensive care began with manual positive pressure ventilation via tracheostomy of children and adults who had polio in Copenhagen in 1953. However, manual positive pressure ventilation is very labour-intensive and, in young children, tracheostomy has a very high complication rate and prolonged per-laryngeal intubation with rubber or metal tubes carries a high risk of subglottic stenosis. Consequently, prolonged respiratory support was not practicable in young children until the late 1950s, when Bernard Brandstater pioneered the use of per-laryngeal endotracheal tubes made from polyvinyl chloride, which softens at body temperature and does not cause subglottic stenosis if the tube has the correct diameter (that allows a small gas leak) (Shann, Anaesth Intens Care 2003；31：663-6).

Dr Brandstater trained in Australia, where his new technique was rapidly adopted-the first paper describing prolonged intubation in children was published by anaesthetists from the Royal Children's Hospital in Melbourne in 1965(McDonald, Brit J Anaesth 1965；37：161-73). Philip Ayre had described his T-piece circuit in 1937 (Ayre, Anesth Analg 1937；16：330-3), and most ventilators used today are still basically T-piece-occluders, where a mechanical "finger" intermittently occludes the expiratory limb of a T-piece circuit.

In Australia, paediatric intensive care began in specialist children's hospitals, but in many other countries it took a long time before it was recognised that better results are obtained if very ill children are looked after by full-time paediatric intensivists in large specialist paediatric intensive care units

(PICUs) that look after all critically ill children in their region (Shann, Update Intens Care Emerg Med 1996 ; 25 : 133-45).

John Biddulph pioneered the use of standardised guidelines for the management of ill children in Papua New Guinea in the early 1960s-they formed the basis for the first edition of the World Health Organisation Integrated Management of Childhood Illness (IMCI) in 1995, and inspired the first edition of the Royal Children's Hospital Paediatric Intensive Care Guidelines in 2003. The process of writing guidelines helps doctors and nurses develop a common approach to management, and identify areas where more evidence is needed. Guidelines are very useful to both medical and nursing staff in paediatric intensive care ; however, although guidelines should not be followed in some exceptional circumstances, they are really useful only if most people follow them most of the time.

In the 25 years since Mamoru Takeuchi worked in PICU in Melbourne in 1993, many other outstanding Japanese anaesthetists, intensivists and surgeons have worked at the Royal Children's Hospital in Melbourne. They have made an important contribution to the care of children in Australia, and I hope their experience in Melbourne has helped them provide high quality care for children in Japan.

The hard work of Koichi Sughimoto and Hiroshi Kurosawa have led to the production of this Japanese edition of Paediatric Intensive Care Guidelines. I am sure it will assist in the care of very ill children in Japan.

Frank Shann

　1953年にデンマーク，コペンハーゲンで，ポリオに罹患した小児と成人の患者に対して気管切開を通して手動陽圧換気による治療を

行った時から集中治療の歴史は始まった．しかしながら，手動陽圧換気は非常に大きな労力を要し，特に小児では気管切開の合併症発生が非常に多く，また，ゴム製あるいは金属製のチューブによる長期間の気管挿管は声門下狭窄の危険性が高かった．結果的に小児への長期間の呼吸補助は 1950 年代後半になるまで実用化を待たねばならなかった．Dr. バーナード・ブランドステイターは，ポリ塩化ビニル製の経喉頭気管内チューブの実用化に初めて成功し，このチューブは体温で柔らかくなるため，チューブが正しい径（少量のエアリークを認める太さ）であれば，声門下狭窄を起こさなくなった．

Dr. ブランドステイターはオーストラリアで教育を行い，彼の新しい手技は急速に臨床に取り入れられた．小児に対する長期挿管に関する最初の論文は 1965 年にメルボルンの王立小児病院から発表された（McDonald, Brit J Anaesth 1965 ; 37 : 161-73）．フィリップ・アイルは 1937 年に T ピース回路についての論文を発表した（Ayre, Anesth Analg 1937 ; 16 : 330-3）．今日のほとんどの人工呼吸器は今でも基本的にこの T ピース閉鎖回路（一時的に T ピース回路の呼気側を機械的に閉鎖する）が用いられている．

オーストラリアでは小児集中治療は小児病院の専門医師により始められた歴史がある．しかし，地域内の非常に重篤なすべての患児を治療できる大きな小児集中治療病棟（PICU）を設け，そこで常時絶え間なく小児集中治療専門医が治療を行えば，より良い結果が得られる，という認識がオーストラリア以外の多くの国で得られるまでには，非常に長い時間を要した（Shann, Update Intens Care Emerg Med 1996 ; 25 : 133-45）．

ジョーン・ビドゥルフは 1960 年代初期のパプアニューギニアで，患児の管理に対する標準化したガイドラインを最初に導入した．このガイドラインは 1995 年に著された WHO の小児治療ガイドライン（IMCI）初版の基となり，さらに 2003 年に我々の刊行した『王立小児病院小児集中治療ガイドライン』を作成する基となった．ガイドラインをまとめる作業は，医師・看護師が患者管理の一般的なアプローチをさらに共有する手助けになるとともに，どの分野にもっとエビデ

ンスが必要なのかを明確にすることにも役立っている．ガイドラインは，PICU で働く医師・看護師双方にとって，とても有用なものである．しかしながら，例外的にガイドラインに従うべきでない状況を除き，ほとんどの人たちがほとんどの時にガイドラインに従う場合に限って，ガイドラインは非常に有用となる．

1993 年に竹内護医師がメルボルンの PICU に勤務して 25 年経つが，日本から多くの優れた麻酔科医，集中治療医，心臓外科医がメルボルンの王立小児病院で勤務してきた．彼らはオーストラリアの子どもたちの治療に大きく貢献してきた．彼らのメルボルンでの経験が，日本の子どもたちに質の高い医療を提供する助けになっていることを願っている．

杉本晃一医師と黒澤寛史医師による尽力で，日本語版の『PICU ハンドブック』が日本で出版されることになった．この本が日本の重篤な患児を救う手助けになると確信している．

フランク・シャーン

推薦の言葉

小児集中治療管理の聖書
—メルボルン王立小児病院 PICU 管理マニュアル—

　私がニュージーランドにある世界的心臓施設 Green Lane Hospital（GLH）での研修後，小児心臓外科の研修先に選んだのは GLH の世界的に有名な Sir Brian Barratt-Boyes 先生の弟子であり，新生児・小児複雑心奇形の外科治療で当時世界中を驚嘆させていた Roger Mee 先生率いるメルボルンの Royal Children's Hospital（RCH）であった．

　当時，小児心臓外科のチーフは Roger Mee, 44 歳の若さで無名であった RCH を世界の一流施設に押し上げていた．彼の手術は確固とした理論に裏打ちされ，無駄がなく芸術的にさえ思えた．当時世界一といわれた Boston Children's Hospital でさえ，新生児開心術の早期死亡率は 10％前後であったが，RCH のそれは 5％以下であった．

　研修医の仕事は手術の助手，もう 1 つは術後管理であり，PICU 管理は PICU 医，小児循環器医と小児心臓外科医によってなされていた．働き始めた 1987 年 6 月に渡されたのは，PICU の医師，看護師がポケットに入れ持ち歩いていた小冊子であった．術後の水分管理，呼吸循環管理のノウハウ，薬用量などが年齢別，体重別に簡潔に記載されており，また大切な部分には簡単な注釈があり，ほとんど初心者に近い私にとっては聖書のようなものであった．働き始めた翌日から当直業務が始まった訳であるが，困った時の神頼みのこの冊子のお陰で PICU 勤務もあまり苦にならなかった．というのもこの冊子を全員が持っており，PICU 管理がマニュアル化されており，PICU 管理に携わる者の意識統一がなされていたからである．

　この小冊子こそが，黒澤，杉本先生の翻訳による本書である．この小冊子の著者は当時 RCH の PICU の責任者 Frank Shann 先生であった．当時の PICU は麻酔科出身者と新生児科出身者

の混合部隊で形成されており，Frank Shann 先生は新生児科出身者であったように思う．新生児科出身者は栄養管理，感染管理が得意で，麻酔科出身者は呼吸循環管理が得意であり，お互いが上手くカバーしている理想的な PICU であった．働き始めてすぐに，心臓外科の素晴らしい成績は Roger Mee 先生の素晴らしい手術だけでなく，PICU 管理の素晴らしさによると実感した．Frank Shann 先生はこの新しくできた混成チームを1つにまとめるために PICU 管理の基本的な考え方をまとめたこの冊子を作ったようである．このように強いリーダーシップを持った Frank Shann 先生であるが，毎日会う PICU では非常に温厚で，何を聞いてもオーストラリア訛りのオージーイングリッシュで理論的に教えてくれたものである．この小冊子は彼の専門である新生児未熟児の栄養管理，感染管理だけでなく，専門でない呼吸循環管理も PICU スタッフの協力の下，科学的根拠に基づいて簡単かつ明瞭にまとめられており，世界中から訪れるほとんどすべての研修医が持ち歩き，研修が終わった後には必ず持ち帰るベストセラー書であった．この冊子は毎年新版に書き換えられ，最新のガイドライン，最新の薬の使い方などがこの小さな冊子を読むだけで理解できた．

　メルボルンから帰国し，岡山大学で小児心臓外科を始めた時に一番に心配したのは，今まで小児心臓手術がほとんどなかった岡山大学で，麻酔科医・心臓外科医・小児循環器医・看護師に至るまで素人同然の施設で新生児の術後管理ができるのであろうかというものであった．小児心臓手術を始める前の研修会の時にこの小冊子に書いてある各項目を皆に説明し，小冊子を皆に配り，また1冊を PICU に置き，術後管理の意思統一を図った．当時の日本の PICU 管理とは相いれない部分もあり，当初反発も多かった．暫くして麻酔科の竹内護先生（現自治医科大学麻酔科教授）が RCH の留学から帰り，麻酔科医，看護師全員に分かりやすいように，RCH のこの小冊子の主たるところを岡山大学バージョンに訳し，小児心臓麻酔，小児心臓 PICU のチーフとして皆に周知徹底し，PICU 管理をまとめてくれた．竹内護先生は後に，とちぎ子ども医療センターに異動する際，記念となる色紙を書いてくれた．その中には"岡山大学の成績

がこんなに良いのは先生の手術が素晴らしいだけでなく，PICU管理も素晴らしく，全員が頑張っているからですよ"と書かれていた．後に岡山大学で新生児開心術の早期死亡率が2〜3%となり，世界有数の成績を上げるようになったのも，このPICU管理の充実があることは間違いない．

　アメリカに行き今更ながら思うことは，RCHのPICU管理の素晴らしさである．私の働いているカリフォルニア大学サンフランシスコ校（UCSF）には残念ながらPICUマニュアルはなく，スタッフはそれぞれの考えでPICU管理を行っている．各PICU医，小児循環器医は素晴らしいのだが，マニュアルがないので考え方がスタッフによって異なることも多く，看護師も混乱していることも少なくない．Frank Shann先生のような強力なリーダーがおらず，マニュアルがないため，チームとしての意思統一が薄いのである．昨年トロント大学小児病院（Hospital of Sick Kids）を訪問したが，Frank Shann先生の弟子であるPeter Lauson教授の下，RCHと同じような術後管理をしていた．

　Frank Shann先生の弟子である黒澤，杉本先生の翻訳により，世界一のメルボルン王立小児病院のPICU管理が日本の多くの施設，PICU管理をする医療関係者に広く行き渡り，重症な子供たちが1人でも多く救われることを願ってやまない．

岡山大学名誉教授，カリフォルニア大学サンフランシスコ校小児心臓外科教授

佐野　俊二

オーストラリアの医療事情と本書を読む上での注意点

黒澤 寛史

　RCH の PICU は日本とは全く異なる体制であり，赴任時に私は働き方を大きく変える必要があった．このことが当初苦労した点であり，それと同時に大きな財産となっている部分でもある．最も大きな違いは，患児と看護師の比が 1：1 であることに起因する．ECMO 症例に至っては患児 1 名に対して看護師 2 名（うち 1 名が ECMO 担当）である．看護師は誇りと責任を持って受け持ち患児のすべてを把握して看ている．1：1 の体制だからこそ可能なのだが，それにしても彼らは本物であった．彼らとうまくチームとして機能することが秘訣であり，それに適応するためには日本の PICU で身につけた働き方を捨て，頭の使い方も含めて大きく変える必要があった．それに気づいてからは，チームの一員としてより充実したトレーニングを積むことができた．

　RCH PICU は，心疾患を扱う Cardiac ICU とそれ以外を扱う General ICU とが 12 床ずつあり，12 床で間に合わない時にお互い融通して使う Flexi Pod と呼ばれる 4 床と合わせて 28 床を有する．当時，日中の人員は Cardiac 担当 3 名（コンサルタント 1，シニアレジストラー 1，ジュニアレジストラー 1），General 担当 3 名，搬送/MET 要員 1 名の合計 7 名，夜間はコンサルタント 1 名（Cardiac と General 兼任），Cardiac 1 名，General 1 名，搬送/MET 要員 1 名の合計 4 名（のちにフェローが加わり 5 名）であった．国内のどの施設よりも多い年間 1,400 例あまり（うち半分ほどが Cardiac で，毎日 3 件の開心術がある）をこの人数で診ることは並大抵ではなく，いかに効率よく，優先順位をつけて仕事をするかを常に意識する必要があった．

　そんな中で本書（の原本）は重要なことをベッドサイドで手早く確認するために必携であった．日本国内では経験することがなかった心臓移植やその他の臓器移植も珍しくなく，その管理方針についても RCH の方針が明確に書かれており非常に助かった．看護師も

本書を確認しながら受け持ち患児の管理方針を確認するため，本書がRCH PICUのレベルを一定水準に保っていると言っても過言ではない．

意外に思われるかもしれないが，RCHでヒエラルキーは絶対であった．現場で働く医師にはコンサルタント，フェロー，レジストラーがいる．
- **コンサルタント**：最も責任ある立場．発言は絶対的な意味をもつ．
- **フェロー**：コンサルタント不在時にはコンサルタントと同等の権限をもつ．私は幸い在籍2年目の後半にはこのポジションにつくことができ，より深いトレーニングを積むことができた．
- **レジストラー**：ベッドサイドで駆け回る．シニアレジストラーとジュニアレジストラーに分けられる．PICUディレクターの言葉を借りれば，RCHのシニアレジストラーは他院ですでに集中治療のトレーニングを受けた者が，その仕上げとして働くポジションである．ジュニアレジストラーは小児科トレーニングの一環として集中治療を経験するために，3～6か月単位でローテートする者が多い．看護師はレジストラーの指示に疑問があり，それにレジストラーが聞く耳を持たない時には，直接コンサルタントやフェローに連絡することがあり，それはリーダー看護師の権利として認められている．

本書は世界有数のPICUでの管理方針をまとめた本であり，とても参考になることは間違いない．ただし，あくまでもベースとなる方針であって，現場の判断を凌駕するものではないことには留意いただきたい．

目　次

第1章　総　論——1
1.1　ゴールデンルール ... 1
1.2　病棟回診時チェックリスト ... 4
1.3　MET (medical emergency team) ... 6
1.4　PETS（院外搬送） ... 8
1.5　フェロー ... 16
1.6　発熱：PICU での治療 ... 17
1.7　鎮痛と鎮静 ... 18
1.8　アナフィラキシー ... 27
1.9　昏　睡 ... 29
1.10　心肺蘇生 ... 30
1.11　血液学 ... 31
1.12　PIM スコア ... 32
1.13　治療の質の向上に向けて ... 33
1.14　PICU 長期滞在患児 ... 35

第2章　電解質・代謝・栄養——39
2.1　輸液と電解質 ... 39
2.2　糖尿病性ケトアシドーシス（DKA） ... 41
2.3　代謝-高アンモニア血症 ... 47
2.4　栄　養 ... 49

第3章　呼吸器——53
3.1　酸素療法 ... 53
3.2　酸素療法-ハイフローネーザルカニュラ ... 54
3.3　気管チューブ ... 58
3.4　人工呼吸 ... 59
3.5　気管切開チューブ交換 ... 63
3.6　気管切開チューブと針，カテーテルのサイズ ... 65

3.7	気管支肺胞洗浄	66
3.8	クループ	67
3.9	喉頭蓋炎	70
3.10	細気管支炎	71
3.11	気管支喘息	73
3.12	肺炎/ARDS	76

第4章 心　臓——79

4.1	心臓-術後の問題点	79
4.2	心臓手術後患児の入室	90
4.3	カテコラミンと血管拡張薬	98
4.4	血管内カテーテル	100
4.5	胸腔ドレーン	103
4.6	心臓-頻拍性不整脈	105
4.7	一時的ペーシング	108
4.8	心臓-病変/手術	110

第5章 その他の手術——145

| 5.1 | 側弯症術後 | 145 |
| 5.2 | PICU（non-cardiac）での外科処置 | 146 |

第6章 移　植——147

| 6.1 | 移植-心臓 | 147 |
| 6.2 | 移植-肝臓 | 149 |

第7章 腎　臓——159

7.1	利尿治療	159
7.2	横紋筋融解とミオグロビン尿症	160
7.3	血液浄化療法	161

第8章 脳神経——165

8.1	けいれん-けいれん重積	165
8.2	ギラン・バレー症候群	167
8.3	低酸素性障害	169

第9章 感染症——173

- 9.1 抗菌薬-市中感染症 ……… 173
- 9.2 抗菌薬-院内発生敗血症 ……… 176
- 9.3 抗菌薬-菌種による分類 ……… 178
- 9.4 プロカルシトニン（PCT） ……… 183
- 9.5 百日咳 ……… 185
- 9.6 敗血症：重度 ……… 187
- 9.7 髄膜炎と脳炎 ……… 191
- 9.8 髄膜炎菌敗血症 ……… 194
- 9.9 脾摘出術，あるいは無脾症 ……… 196
- 9.10 予防接種 ……… 197

第10章 外　因——199

- 10.1 外　傷 ……… 199
- 10.2 頭部外傷 ……… 205
- 10.3 虐　待 ……… 214
- 10.4 熱　傷 ……… 215
- 10.5 災　害 ……… 217
- 10.6 蛇咬傷 ……… 220
- 10.7 中　毒 ……… 222

第11章 血液腫瘍緊急症——225

- 11.1 急性白血病と白血球増多症 ……… 225
- 11.2 巨大リンパ腫（腫瘍崩壊症候群の高リスク） ……… 226

第12章 患児の死——227

- 12.1 死　亡 ……… 227
- 12.2 臓器提供 ……… 228
- 12.3 組織提供 ……… 233

付　録　正常値——236
索　引——239

第 1 章　総　論

1.1　ゴールデンルール
the golden rules

1. 集中治療の最も重要な目標は，気道・呼吸・循環を常に維持することである．
2. 院内や院外からの相談元のスタッフに対して，丁寧に対応し，かつ進んで援助することが大切である．

心　臓

1. BTシャント術やPAバンディング後は，少なくとも12時間は筋弛緩する．筋弛緩を中止する前には必ずPICUコンサルタントに相談すること．
2. 心臓血管外科術後4時間の時点で乳酸値4 mmol/L以上の症例の45%に重大な合併症のリスクがある．循環血液量を保ち，Hb 12〜14 g/dLを維持し，強心薬投与をやめず，酸素飽和度を最適化し，筋弛緩を継続し，腹膜透析（PD）を早期に始め，不整脈を是正し，心エコーを考慮する．8時間の時点で乳酸値がより高ければ，PICUコンサルタントに連絡すること．
3. 単心室(すなわちNorwood術後や肺動脈閉鎖に対するBTシャント術後)：肺血管抵抗と体血管抵抗のバランスをとる（酸素飽和度70〜80%）．
4. 酸素供給は通常ドブタミン5〜10 μg/kg/minと血管拡張薬により最適となる．適切な冠灌流圧を確保（拡張期血圧-CVP）．
5. 心臓外科術後の患児に心エコーが必要だと考える場合，PICUコンサルタントと心臓血管外科フェローに連絡する．
6. シャント術後（central, Blalock, Norwood）にはPICU入室後にヘパリン10 u/kg/hrを開始する(たとえAPTTが延長していても)．

呼　吸

1. 喉頭蓋炎を疑う症例は，すべてPICUコンサルタントへ知らせ

ること.
2. 人工呼吸管理を受けている気管支喘息症例については,PICU コンサルタントへ知らせること.
3. 上気道狭窄症例への気管挿管時には筋弛緩しないこと.
4. 上気道狭窄症例は,チアノーゼ発生前,疲弊する前に気管挿管すること.
5. 上気道狭窄症例へは酸素投与しないこと(気管挿管直前を除く).
6. すべての気管挿管下入院症例,PICU 内で気管挿管した症例の胸部エックス線を撮影して診ること.

搬送

1. すべての搬送依頼に関して PICU コンサルタントへ知らせること.
2. 搬送について入院係へ知らせること.
3. 搬送元病院を出発する前に自分たちの病院の PICU へ電話すること.
4. 搬送中には,挿管人工呼吸管理している患児以外を鎮静しないこと.ただし,外傷患児へ確実に適切な鎮痛をすること(局所ブロック,アセトアミノフェン,頭部外傷がなければモルヒネ 0.025 mg/kg).人工呼吸管理されている患児には,ジアゼパム 0.05 mg/kg とモルヒネ 0.025 mg/kg 静注が必要である可能性がある.

その他

1. PICU コンサルタントの許可なく非心疾患患児へ 1 モル KCl を投与しないこと.
2. 重篤な低酸素性虚血性障害後の抜管は,PICU コンサルタントに相談なしに行わないこと.
3. 蛇咬傷後の凝固障害には,少なくとも抗毒素 1 アンプル投与後に FFP/クリオプレシピテートを投与すること.
4. 筋弛緩されていない患児:裸にせず,冷たい物で拭ったり扇風機や冷却ブランケットを使ったりして体温調節すること.
5. 筋弛緩されている患児:鎮静と適切な鎮痛をし,手術時には麻酔をすること.

6. 内頚と鎖骨下中心静脈ライン,外科的ライン留置は PICU コンサルタントの許可なく施行しないこと.
7. 大腿中心静脈ライン留置に 30 分以上かかるならば,PICU コンサルタントを呼ぶこと.
8. 強い禁忌がない限り,たとえ APTT が延長していても,体重 5 kg 未満のすべての中心静脈ライン(頚部や大腿)をもつ患児にヘパリン 10 u/kg/hr を投与すること.
9. カットダウンが必要なときには,心臓外科コンサルタント(フェローではない)に電話すること.
10. 尺骨動脈カテーテルは決して留置しないこと.
11. 患児が麻薬持続静注下に PICU 退室するときにはペインサービスチーム(麻酔科)に連絡すること.

患児の入退室

1. 緊急時を除き,少なくとも 1 人のレジストラーが PICU 内にいること.
2. レジストラーが PICU を出るときには,看護師にその旨を伝え,残るレジストラーに患児に関する申し送りをすること.
3. 患児が PICU に入室したときと退室したときに,担当科へ連絡すること.
4. すべての患児の診療録を少なくとも 1 日 2 回記載し,状況が変化したときや侵襲的処置がされたときにも記載すること.すべての患児の治療計画を毎日書き直すこと.入室させた患児の事務仕事を終了してから PICU を出ること.
5. 退室:注意深く PICU 退室時チェックリストにあるすべての項目を完了すること.夜勤のレジストラーが朝 8 時の引き継ぎ前に退室サマリーを書くこと.
6. PICU で患児が亡くなった場合には PICU レジストラー(あるいはコンサルタント)がサマリー,証明書類を記載する.PICU 退室チェックリストを埋める.
7. そのシフトの看護責任者には,ある患児の病態について PICU コンサルタントを呼ぶように PICU レジストラーに依頼する権利がある(そして,もしレジストラーが拒否した場合には自身が連絡する).

1.2 病棟回診時チェックリスト
ward round checklist

すべての患児に対して，以下の項目を病棟回診の一部として話し合い，ケアの質とチームメンバーとの意思疎通を確認する．

＜気道＞
- 気管チューブ：しっかり固定されているか，エックス線での位置は？

＜呼吸＞
- 呼吸器設定，アラーム設定を見直す．
- 胸部エックス線：気管チューブ，ライン類，ドレーン位置は適切か？
- 人工呼吸：ウィーニングや抜管は可能か？
- ベッドのヘッドアップ

＜循環＞
- 強心薬を見直す．
- 乳酸値と SvO_2 を見直す．

＜鎮痛と鎮静＞
- 鎮痛と鎮静レベルの目標
- Comfort B Score (p.25 参照)
- 処方は適切か，適宜投与の薬剤は？
- 薬剤のウィーニングプランの記載

＜輸液と栄養＞
- TFI (total fluid intake) を計算
- 糖投与量計算 (mg/kg/min)
- 栄養，カロリーの計画
- 腸管の動きが悪いときは緩下剤投与を検討

＜感染＞
- 感染マーカー (I/T 比，プロカルシトニン) と培養結果を見直す．
- 抗菌薬：現在の感染に適切か，見直すあるいは中止する日付を記載，抗菌薬を中止したりデエスカレーションできるか？
- 中心静脈ライン，尿道カテーテルや外科的ドレーンはまだ必要か？ 必要なければ抜去する．

＜カルテに目標値を記載＞
- バイタルサイン
- 血液ガス，電解質と血糖値

<その他>
- 褥瘡,静脈ライン挿入部位
- ストレス潰瘍予防
- DVT 予防
- 退室準備
- コミュニケーション/紹介(疼痛管理チーム,コメディカル,内科と外科チーム)
- リサーチ登録に適格か.
- 看護師の懸念に答える.
- 両親への説明

1.3 MET（medical emergency team）

METの目的は予期せぬ心肺停止を防ぐことと PICU への緊急入室を減らすことである．MET は PICU 医師，PICU 看護師から構成され，PICU 医師がチームリーダーである．

MET メンバーの責務

- 直ちに向かう（心肺停止を想定して）．PICU 看護師が MET 用緊急カートを運ぶ．その他の機器は病棟にある．
- ほとんどの MET コールは心肺停止でない．PICU 医師と名乗り，他に誰が部屋にいるかを確かめ，病棟のスタッフが患児のことや MET コールの理由について話すのを注意深く聞く．
- 役割のない人々はその部屋を出るように丁寧に頼む．
- 何が起こっているか両親へ説明されていることを確認する．
- PICU 入室が必要ならば，PICU 看護師長と調整する．
- PICU 入室の必要性について迷うときや，さらに医師が必要なときは PICU コンサルタントに連絡する．
- 患児が病棟にとどまる場合には，病棟看護師と担当医が今後のプランについて同意していることを確認する．
- 必要に応じて MET コール基準を変更する．
- MET コールレポートに記載する．
- MET を呼んだスタッフを批判したり，恥をかかせたりしないこと．彼らの支えとなり，教育の機会とする．問題を解決するために，なぜ MET が呼ばれたかを聞く．病棟スタッフが MET を呼ぶことを奨励する．
- 複数の MET コールが同時に起こることがある．PICU コンサルタントに連絡し，それぞれの MET 患児を誰が診に行くかを調整してもらう．

MET コール基準

バイタルサインが経過表の紫ゾーン（異常高値あるいは異常低値）にあるとき，あるいは以下の項目の1つ以上がある場合：
1. 親，看護師，あるいは医師が患児の臨床状態に懸念をもっている．
2. 気道が狭窄をきたしている．

1.3 MET (medical emergency team)

3. 低酸素血症：F_1O_2設定にかかわらずSpO_2<90%，あるいはチアノーゼ性心疾患でSpO_2<60%
4. 重度の呼吸窮迫，無呼吸やチアノーゼ
5. 多呼吸．呼吸数>60（<4か月），>50（4〜12か月），>40（1〜4歳），>30（5歳以上）
6. 頻拍あるいは徐拍．脈拍の基準100〜180（<12か月），90〜160（1〜4歳），80〜140（5〜12歳），60〜130（>12歳）
7. 低血圧．収縮期血圧<50（<4か月），<60（4〜12か月），<70（1〜4歳），<80（5〜12歳），<90（>12歳）
8. 急激な神経学的状態の変化，あるいはけいれん
9. 心停止や呼吸停止

　呼吸数，心拍数，血圧の値が年齢相応の正常範囲を逸脱していることがある．これらは，重篤な疾病で専門科の診察が必要なことを示唆する．

　バイタルサインが増悪傾向であるかどうかに注意し，これらを報告することも重要である．

　もしも，これらの基準を満たす患児がいれば，担当科とMETに連絡する（全館放送）．

MET コール基準の変更

病棟スタッフがMETコール基準を変更してよい．
変更できるのは以下の場合のみ．

1. 安定している患児で，明らかな臨床的理由がある．
2. もともとの基準値の20%以下の変更．値をそれ以上変更する場合には担当科コンサルタントの承認が必要．
3. レジストラー以上の職位の医師がMETコールを変更してよい．
4. METコール基準変更の有効期限を決める（24時間以内）．
5. 集中ケアエリア（救急外来，手術室，PICU）から移動する場合には，METコール基準変更が有効なのは最長2時間まで．

経過表の紫ゾーン基準の変更

1. 担当科のコンサルタントに知らせなければならない．
2. PICUのMET担当のレジストラーに知らせなければならない．

1.4 PETS（院外搬送）

PETS（The Victorian Paediatric Emergency Transport Service）は，ビクトリア州，ニューサウスウェールズ（NSW）州南部とタスマニアにおける重篤な小児の搬送と，その管理に関する助言をしている．

PETSの電話を受ける

PETSの電話はPICUコンサルタントかシニアレジストラーが受ける．電話を受けたときには名前と立場（例：PICUレジストラー，PICUコンサルタント）を伝える．PETSコンサルテーションフォームを使う．必須事項（名前，年齢，病院，紹介元の医師の名前，連絡先電話番号），現時点での診断，現在の状況，治療と治療への反応といった詳細な情報を得る．PETSコンサルテーションフォームのチェックリストを使い確認する．多くの症例では，PICUコンサルタントが先方へ折り返し電話をする．最も相応しい医師が搬送すべきであり，例えば，気道困難の小児であれば，搬送は常にPICUシニアレジストラーかコンサルタントが行う．電話の最後に，紹介元の医師に，もしまだであれば，当院の担当科レジストラー（例：一般小児科，一般外科）と直接話してもらうよう依頼する．

PETSコンサルタントにすぐに相談できないとき：何が心配なのかを聞く．患児管理に関する助言をする．搬送の準備に関する助言をする（後述）．必要ならばその小児を搬送するための調整をする．救急隊と連絡をとったら，電話をして紹介元病院への到着予定時刻を伝える（非常に不安定な患児のときには自身で，あるいは別の経験豊富なPICU医師が15〜30分後にもう一度連絡をする）．常に丁寧に相手を気遣い，決して相手を見下すような態度で対応しない．都市名と病院名をもう一度確認する．

依頼された搬送の可否の判断をしてよいのはPETSコンサルタントだけである．また，コンサルタントはその患児を搬送するのに最も良い方法を紹介元医師と相談する．

優先度について：PETSがただちに動くべき状況があり，「Go Now」基準として示されている（後述）．もしもPETSチームが院外に出ていれば，2番目のチームを配置する必要がある．看護師リー

ダーおよびコンサルタントと相談する(必要に応じて,彼らが病院幹部に報告する).

PETS「Go Now」基準

- 乳酸値>6 mmol/L,あるいは pH<7.0
- 上気道閉塞でアドレナリン吸入3回以上要している,あるいは低酸素血症(SpO_2<90%)
- 紹介元病院でできる非侵襲的呼吸サポートを行っても低酸素血症(SpO_2<90%)が続く肺炎
- 気管挿管が必要な敗血症,あるいはショック
- 輸液 40 mL/kg 以上必要な敗血症,ショック
- ミダゾラム2回,長時間作用型薬剤(フェニトイン,レベチラセタム,フェノバルビタール)投与後も続くけいれん
- 頭蓋内圧亢進の徴候
- 意識障害があり,GCS で M4 より悪い.
- 循環動態に影響がある不整脈(ショック,低血圧,心不全徴候)
- 体-肺シャントがあると考えられ,すぐに挿管,あるいは強心薬が必要な患児
- 心筋症/心筋炎が疑われ,すぐに気管挿管,あるいは強心薬が必要な患児
- 心停止,あるいは呼吸停止

ECLS 搬送は常に PETS と ECLS コンサルタントが調整する.ECLS 看護師と PICU 上級医,心臓血管外科医,工学技士が必要.搬送は16時間ほどかかるため,非常に多くの医療資源投入をすることになる.そのため,すべての ECLS 搬送は,まず最初に病院幹部の承認が必要である.

相談元病院スタッフへの助言

気道確保,呼吸と循環の確立.

必要であれば気管挿管(適応があれば経鼻挿管):気管チューブ位置をエックス線で確認(先端が鎖骨近位端のレベル).気管チューブの確実な固定.加湿と適切な気管内吸引:経鼻胃管挿入.

適切な血管内容量の保持.いつ強心薬の点滴を始めるかの目安.

血糖値を測り,必要ならば糖補充.

けいれんを止める.

心停止後の児には,もしも適切に呼吸しているように見えても人工呼吸を続け,体温を保つ.

必要なら尿道カテーテル.

場合により電解質測定.腕の固定.

搬送先病院への紹介状の用意.できれば経過表・薬剤オーダー・エックス線のコピーも用意する.

PETSチーム到着前に問題が生じた場合は,搬送先PICUへ電話する.

搬送方法

緊急搬送:陸路,空路.

都市:市内と近郊:緊急でなければタクシーで向かう(例:挿管されていないクループ,けいれん後).緊急であれば救急車で向かい(例:外傷,敗血症性ショック),帰りも救急車で搬送する.

都市周辺部:緊急でなければタクシーで向かい,緊急ならばヘリコプターか救急車.帰りもヘリコプターか救急車で搬送する.

地方都市でメルボルンから150 km以内:ヘリコプターか固定翼航空機で搬送するが,緊急性による(航空救急隊(Air ambulance)の助言を聞く).ヘリコプターの場合には通常,親は乗れない.

地方都市でメルボルンから150 km以上+NSW州+タスマニア:固定翼航空機.

持参物

PETS box 1(封が破られていないことを確認するか,中身を確認).PETS box 2:Propaq(搬送用モニター)とケーブル類,酸素飽和度プローブ,適切なサイズの血圧カフ,適切なサイズの上肢抑制帯を追加する.I-Statとカートリッジ,呼気終末CO_2ケーブル,人工呼吸器と回路・バッテリー,PETS用携帯電話,搬送記録フォーム,必要ならばタクシー券.PETS box内にすでにあるものを余分に持っていかないようにする.

強心薬や血管収縮薬を使うならば,シリンジポンプの患児からの高さを一定に保つ.

- ARDS:人工呼吸器と回路*,シリンジポンプ2つ,圧トランス

デューサーと耐圧チューブ，NO 回路を考慮．

- 気管支喘息：シリンジポンプ 2 つ，人工呼吸器と回路*，加湿器，ネブライザーとマスク・グリーンチューブ，アトロベント EzPAP．MDI とスペーサー．
- 食道静脈瘤からの出血：出発前に肝臓専門医に相談，シリンジポンプ 2 つ，人工呼吸器と回路*，圧トランスデューサーと耐圧チューブ，ダブルルーメン中心静脈カテーテル，急速輸液セット，適切なサイズの Minnesota チューブあるいは Sengstaken-Blakemore チューブ，血液（Rh-O 型あるいは適切な型），FFP，バソプレッシン，ビタミン K．
- 細気管支炎：人工呼吸器と回路*，EzPAP．
- 熱傷：毛布，シリンジポンプ 2 つ，人工呼吸器と回路*，圧トランスデューサーと耐圧チューブ，トリプルルーメン 4F 中心静脈カテーテル，アルブミン/輸血用血液．
- 不整脈：出発前に循環器科コンサルタントと相談．適切な薬剤を持っていく（例：アデノシン，$MgSO_4$，エスモロール，アミオダロン）．シリンジポンプ 2 つ，人工呼吸器と回路*，圧トランスデューサーと耐圧チューブ．
- 糖尿病性ケトアシドーシス：シリンジポンプ 2 つ，人工呼吸器と回路*，圧トランスデューサーと耐圧チューブ，ダブルルーメン中心静脈カテーテル，簡易血糖測定器，20% マンニトール，3% 食塩水．
- 溺水や心停止後：シリンジポンプ 2 つ，人工呼吸器と回路*，圧トランスデューサーと耐圧チューブ，ダブルルーメン中心静脈カテーテル．
- ファロー四徴症のスペル：シリンジポンプ，エスモロールかアテノロール，メタラミノール．
- 異物：出発前に耳鼻科か胸腔外科コンサルタントと相談．
- 心不全：シリンジポンプ 2 つ，人工呼吸器と回路*，圧トランスデューサーと耐圧チューブ，ダブルルーメン 4Fr 中心静脈カテーテル，ミルリノン．
- 肝不全：出発前に肝臓専門医に相談，シリンジポンプ 2 つ，人工呼吸器と回路*，圧トランスデューサーと耐圧チューブ，ダブルルーメン中心静脈カテーテル，50% 糖水，FFP，ビタミン K，マンニトール．3% 食塩水，アセチルシステイン，フルマゼニル，

PGE₁を考慮.
- 中毒:活性炭,人工呼吸器と回路*,拮抗薬.
- 敗血症性ショック:シリンジポンプ2つ,人工呼吸器と回路*,圧トランスデューサーと耐圧チューブ,ダブルルーメン中心静脈カテーテル,抗菌薬.
- 蛇咬傷:毒特定キット,polyvalent + tiger + brown 抗毒素を2アンプルずつ,シリンジポンプ2つ,人工呼吸器と回路*,圧トランスデューサーと耐圧チューブ,ダブルルーメン中心静脈カテーテル.
- 外傷:シリンジポンプ2つ,人工呼吸器と回路*,圧トランスデューサーと耐圧チューブ,ダブルルーメン中心静脈カテーテル.血液(Rh-O 型や型特異的)や急速輸液用カニュラ.
- 上気道閉塞:人工鼻(10 kg 未満なら小さいほう),ネブライザーとマスク・グリーンチューブ,アドレナリン,クループチューブ,ブジー.

*人工呼吸器と回路:PETS 棚にあるテスト肺で人工呼吸器をテストし,回路のすべての部品があることを確認する.

EzPAP:圧モニターを取り付ける.酸素を流し始める前にマスクを患児につける.15 L/min 以上の流量を使わない.

流量 (L/min)	5	6	8	9	10	11
CPAP (cmH$_2$O)	4	5	7	10	12	14

紹介元の病院にて

派遣された PETS チームの医師と看護師は関連するすべての人たちに自己紹介する.病歴を聞く:丁寧に,興味をもって,気遣いを忘れずに.不適切な場合(蘇生)を除き,「Huddle(情報共有)」を PETS チームと紹介元病院のチームとで行い,今後のプランや,状態が悪くなったときに誰が何をするかについて話し合う.管理方法が間違っていると思ってもディスカッションを始めてはいけない(搬送後に PETS コンサルタントとディスカッションし,コンサルタントが後で前医にフィードバックする).もしも意見を求められた場合は,気遣いを忘れず,紹介元のスタッフに必要以上のストレスを与えぬように配慮する.もしも,それが適切であり,批判的に

1.4 PETS(院外搬送)

ならずにできるのならば,そのスタッフの教育の機会としてもよい.適切な状況ならば,前医の専門家に手伝ってもらう.例えば,前医の麻酔科医はあなたよりも気管挿管に関して経験が豊富かもしれない.

出発前に必要と考える治療変更について説明する(例:経口から経鼻挿管へ変更).紹介元病院のスタッフに出発準備の手伝いを依頼する.自分たちの機器を用い,紹介元病院の物品に頼らない.注意深く搬送の出発前チェックリストを使い確認する.患児の容態が安定しており機器が固定されていることを出発前に確認する.

チェック事項:気管チューブカフの水.空気式固定を避ける.気胸は脱気されているか.薬剤や点滴,酸素,バッテリーは充分にあるか.紹介元のスタッフに感謝し,到着時に電話することを伝える.

可能であれば,少なくとも片方の親に搬送に付いてきてもらう(ヘリコプターの場合は定員制限によりほぼ不可).運転手やパイロットに親の同乗の可否を聞く.手短かに患児の疾患と搬送,管理計画に関して話す.搬送中に予期される問題について触れる.両親へは搬送先病院とPICUへの行き方を説明する.彼らにPICUとPETSのパンフレットを渡し,電話番号を伝える.

搬送中の鎮痛と鎮静

上気道閉塞(訳注:気管挿管し,人工呼吸器には繋がない,いわゆる「エントツ」で搬送することを想定した記載):ほとんどの場合,鎮静は必要ない.母親に抱っこさせる.優しく患児に話しかける.上肢をしっかり固定する.気管チューブを顔にしっかり固定する.適切な加湿と吸引を確認.事故抜管を避けるために他のすべての方策が有効でなければ,抱水クロラール経腸あるいはミダゾラム静注.

喘息,細気管支炎,肺炎,ARDS:人工呼吸していない症例を搬送中に鎮静してはいけない.呼吸中枢を抑制して呼吸不全となる.人工呼吸されている場合(鼻咽頭CPAPやマスクCPAPでなく)は,適切な鎮痛と鎮静をすべきである(抱水クロラール経腸やミダゾラム静注).これらの状況では,搬送中には通常,筋弛緩薬が使用される.

頭蓋内圧亢進がある状況(頭部外傷,髄膜炎,VPシャントブロック,腫瘍,頭蓋内出血):人工呼吸されている場合を除き,鎮静す

るべきでない．鎮静により意識レベルが落ちて頭蓋内圧上昇の大切な徴候が隠されてしまい，また呼吸中枢が抑制される（$PaCO_2$ が上昇し，それにより頭蓋内圧が上昇する）．筋弛緩して人工呼吸されているときには，痛みや不快感による ICP 上昇を防ぐために，モルヒネ持続点滴（10〜50 μg/kg/hr）か静注を用いる．ミダゾラム 1〜2 μg/kg/min が必要時には用いられるが，神経学的評価が 2〜4 時間以内に必要な場合には用いない．もし PETS（搬送）チームが，ICP 亢進があり搬送前と搬送中に鎮静すべきだと考えるときには，PICU コンサルタントに相談すべきである．

外傷：頭部外傷がない小児にはモルヒネ持続点滴や少量のモルヒネ静注（25 μg/kg）を必要時に繰り返し投与（最大 150 μg/kg/4 hr）．頭部外傷や強い痛みのある骨折，その他の痛みを伴う傷害がある小児には，自発呼吸を抑制してしまうくらい多量のモルヒネが必要かもしれず，二次性脳障害を起こすことなく適当な鎮痛をするために人工呼吸管理が必要かもしれない．航空搬送の前に肋間神経ブロックを用いた場合には注意（気胸のリスクを伴うため）．

その他の異常（敗血症など）：人工呼吸管理が必要なほど重篤な場合には，鎮静必要量が少量のみのことがしばしばある．明らかに痛みがあったり不穏であったりするとき以外は，鎮静薬や鎮痛薬を投与すべきではない（搬送中は観察やモニタリングが難しく，その間に低血圧や心拍出量低下を引き起こすかもしれない）．鎮痛が必要なときにはケタミン持続静注（1 mg/kg/hr）や繰り返し静注（0.5〜1 mg/kg 30 分毎）を考慮する．そうでなければ，少量のフェンタニル（0.2 μg/kg）やモルヒネ（0.025 mg/kg）の静注を必要に応じて繰り返すが，間隔を少なくとも 2 分間あけて血圧や循環への影響を評価する．特にケタミン使用時には，少量のミダゾラム（0.05 mg/kg）の繰り返し静注を最大 0.2 mg/kg まで行ってもよい（血圧低下や心拍出量低下に注意）．

記 録

搬送記録は，病棟患児の記録と同様に注意深く行う．15 分毎の観察．投与薬剤や輸液の記録．患児の状態の変化．紹介元病院や搬送中に起きた問題．到着時刻や出発時刻．搬送後に補充できるように，PETS バッグから使用した機器の種類と数．可能であれば，出発前

1.4 PETS（院外搬送）

にPETS記録のコピーを紹介元の病院に置いてくること．

搬送後

すぐに担当科に連絡する．PICUコンサルタントと話し合う．紹介元病院へ連絡して，到着時の患児の状態と診療計画を知らせる．PETSバッグから使用した機器の補充．Propaq（搬送用モニター）と人工呼吸器の充電．

1.5 フェロー
fellow

(「ゴールデンルール」の項（p.1）も参照)

役 割
- 診療の継続性を保つ．
- PICU レジストラーの監督と教育
- PICU レジストラーが手技をする際のサポートと監督
- PICU レジストラーと PICU ディレクター間のコミュニケーションを円滑にする．
- MET コールの指揮と PICU 退室後患児の診察

PICU フェローは，特に長期入室中の患児や複雑な病態の患児への診療の継続性を保つべきである．

フェローはしばしば患児を担当せず，全体の監督やレジストラーの教育をする．

フェローは，PICU レジストラーに昼休憩をとらせ，必要ならば患児管理をカバーする．

フェローはすべての新入室患児に関して，レジストラーと治療方針についてディスカッションし，監督する．ただし，レジストラーができるだけ自分自身で患児管理するように促し，彼ら自身の患児管理計画を明確にすることを勧める．

フェローは日中 PETS コールを受け，また PETS 物品を担当レジストラーに確認させる．フェローは日中の緊急コールや MET コールに応対する．PETS や緊急コール，MET に関してコンサルタントへ報告する．

教育はフェローの重要な役割の一つである．時間があるときには毎日，レジストラーと教育回診をすべきである．

フェローは新入室患児と，各患児の重要な進展に関して，常に PICU コンサルタントへ報告すべきである．

1.6 発熱：PICU での治療
fever：treatment in PICU

	非筋弛緩下	筋弛緩下
脳損傷（頭部外傷），髄膜炎，脳炎，熱性けいれん，心不全	38.5℃以上ならアセトアミノフェン（これはしばしば効果がない）．低用量クロルプロマジンや筋弛緩を考慮 目標37～38℃	アセトアミノフェン（+/－冷却マット）目標36～37℃
呼吸不全（クループ，肺炎，細気管支炎）	38.5℃以上ならアセトアミノフェン 目標37～38℃	アセトアミノフェン（+/－体表冷却）目標37～38℃
心臓外科術後	アセトアミノフェン 目標37～38℃	アセトアミノフェン（+/－冷却 PD）目標37～38℃．頻脈性不整脈にはより低い目標が必要なことがある
喉頭蓋炎	40℃以上のときのみアセトアミノフェン	

　たとえ正常体温に冷却するときでも，筋弛緩していない患児を裸にしたり，局所スポンジや冷却ファン，冷却マットを用いたりはしない．

　アセトアミノフェンは鎮痛や不快感を除くために必要なことがある（体温にかかわらず）．

　発熱は痛みや不快感をもたらさない（多くの感染症は発熱だけでなく著しい不快感をもたらす）．発熱治療のためにルーチンでアセトアミノフェンを用いない（呼吸不全や心不全に影響していたり，不整脈を起こしたり，外傷性/低酸素性脳損傷，痛みがある場合を除く）．

- 解熱薬はウイルス排出を増やし，また，抗体反応を阻害する．
- 解熱薬はインフルエンザ，水痘，マラリア，それからおそらく麻疹の罹病期間を長引かせる．

1.7 鎮痛と鎮静
analgesia and sedation

もしも細心の注意を払えば,小児は一時的な不快に非常によく耐える.小児は毎日のように転倒したり物にぶつかったりする.麻薬性鎮痛薬と深い鎮静は動きを抑制し(余剰な体の水分を除去する必要が出てくる),咳嗽を抑え,気管挿管と人工呼吸管理の期間を長引かせ,そのことで合併症や死亡のさらなる危険性を伴う.一方で強い痛みや引き続く痛みへの不適切な鎮痛は残酷かつ有害である.

筋弛緩薬は痛みや意識に作用しない.

理想的には小児集中治療室の患児は意識清明で協力的であり,痛みや不安がない状態であるべきだが,実際のところは痛みを伴う手技や不安/おびえをもたらすような環境が,しばしば不快感をもたらす.特に筋弛緩されているために,覚醒しているが動けない,意思疎通ができない,不快な刺激を避けられないという状態は,痛みはないかもしれないが非常に不快であり,これはケアの失敗に相当する.

麻薬は高用量であっても,覚醒を防いだり健忘させる効果は一定でない.麻薬に鎮静薬を加えることで,高用量の麻薬単独使用よりも効果的に苦痛を緩和する.

すべての患児に対しては,覚醒しているかのように接する.頻繁に話しかける(睡眠を阻害しない程度の大きさで).処置の前に知らせる.アラームや突然の大きな音について説明する.ベッドサイドでの家族や他のスタッフとの会話を,その患児に聞いてほしいことのみに限定する.

筋弛緩されていない患児にはスコア(Comfort B Score:p.25参照)を用いて,適切な鎮静スコアの範囲を記載する.それにより使用薬剤の量が減り,離脱症状や薬剤過剰投与の危険性が最小限になる.

2歳以上にはBISモニターを用い,必要な鎮静深度を調節することができる.BIS>65は麻酔中の覚醒と関連しているが,痛みがあって筋弛緩されている状況でないかぎりは苦痛ではない.

痛みの徴候:筋弛緩あるいは覚醒していない場合

- 自律神経系:発汗,瞳孔散大,頻拍,高血圧,肺高血圧.他の自

律神経反応（高炭酸ガス血症，血管内低容量，低血糖）を除外する．
- 頭蓋内圧亢進

非薬物療法

避けられる痛みの原因を取り除き，痛みを伴う手技による苦痛を最小限にする．新生児は可能なら，おくるみなどにくるんで抱っこする．新生児には痛みを伴う手技の前に 12.5％ショ糖を経口投与する．また，ゲームや映画などを楽しめる電子機器も，気をそらすために非常に効果的である．

たとえ筋弛緩されていたり，小さすぎたり，意識障害があって理解できないように思えたとしても，患児に対しては前もって何が起こるのか，その理由とあわせて説明する．

痛みを伴う手技なのに「痛くないよ」といってはいけない．「少し痛いけど，ちょっとの間だよ．その後に飲み物を持ってくるからね」などのようにいう．手技の後に「ご褒美」を与える：飲み物やシール，テレビ，本を読んであげる．

親がそばにいるならば，前もって痛い手技についての説明をしておく．落ち着いていられるのならば，親は患児と一緒にいるべきである．

食事をできるだけ早く再開する．

睡眠を促し，環境を暖かく快適に保つ．可能な限り休める時間を確保できるようにスケジュールを立て，昼夜のリズムを保つ．

患児の好きな音楽をかける．

優しく話しかけ，できるだけ安心できる環境に保つ．play therapists にアドバイスを求める．

薬物療法

標準治療はモルヒネとクロニジン（12 か月未満），モルヒネとミダゾラム（12 か月以上）を用い，しばしばアセトアミノフェンを加える．デクスメデトミジンは短期間のみ使える（72 時間未満）．

年齢相応の「鎮痛と鎮静のアルゴリズム」を用いる（ECLS 患児には別途アルゴリズムがある）．

アセトアミノフェンを使用すると，強い痛みに対しても麻薬の使

用量を大幅に減らせる．最大90 mg/kg/dayを2〜3日間まで使える．

同様にイブプロフェン（5〜10 mg/kg，8時間毎．経腸栄養あるいは潰瘍予防薬投与下，腎機能正常，出血なしの場合）のような非ステロイド性抗炎症薬（NSAIDs）も用いるべきである．

静注から経口麻薬に変更する場合はコデインではなくオキシコドンを用いる（Williams, Br J Anaesth 2001；86：413-421；Gallego, Clin Transl Oncol 2007；9：298-307）．

モルヒネとミダゾラムは人工呼吸器離脱の充分前に減量する．特に薬物排泄が遅いと予想される場合（新生児，最近の敗血症や心拍出低下による肝・腎機能低下，その薬剤の長期使用，腹水や浮腫による薬剤負荷）には気をつける．

ミダゾラムは単回投与後には短時間作用だが，複数回投与後には効果が遷延する．そのため，人工呼吸離脱の充分前に中止すべきである．せん妄の発生率上昇と関連がある．

短時間の鎮静を要する手技にはミダゾラム（0.05〜0.1 mg/kg 静注）を考慮する．心機能と呼吸抑制に注意する．鎮痛と鎮静が必要な場合にはケタミンを考慮する．

持続点滴が平衡濃度に達するまでには4〜5半減期を要するため，開始時にモルヒネ（100 μg/kg）とミダゾラム（100 μg/kg）の複数回投与が必要かもしれない．

モルヒネとミダゾラムの静注投与は，低血圧と心機能低下を引き起こす．減量（50 μg/kgへ），あるいは緩徐に投与（10分間かけて）することを考慮に入れるが，1時間かけての投与が必要な場合もある．

非常に不安定な患児の場合には，理想的な鎮静と重度心機能低下とのバランスで最適な鎮静を得る．

モルヒネのほうが耐性と離脱症候群の確率が低いため，持続点滴にはフェンタニルではなくモルヒネを用いる．人工呼吸を要し，モルヒネによる副作用が分かっている患児にはまずフェンタニル2 μg/kgを静注し，2〜4 μg/kg/hrで持続点滴する．

フェンタニル静注（1〜4 μg/kg）は即効性であり，心血管系への影響が最小限である．フェンタニルは内因性カテコラミン放出を抑制するため，心拍出量は減るかもしれない．人工呼吸管理されていない場合，しばしば無呼吸を引き起こす．また，多量投与により胸壁強直を伴う無呼吸を引き起こす（筋弛緩薬を先に投与していない

場合).不安定な患児にはフェンタニルをゆっくり投与する.

レミフェンタニルは腎不全と肝不全,あるいは重度の肺高血圧症に用いられる.持続投与では0.05〜0.2 μg/kg/min.ボーラス投与で0.1〜0.5 μg/kg投与してもよいが,徐脈や低血圧の危険性が非常に高い.耐性化する.

ヒドロモルフォン（国内未承認）：ローディングに50 μg/kgをゆっくり1時間かけて静注する.最大2 mg.ボーラスは50 kg未満には5〜10 μg/kg, 50 kg以上には0.1〜0.2 mg, 持続投与5〜40 μg/kg/hr.

デクスメデトミジンは新しい（より特異的な）$α_2$刺激薬であり,クロニジン（静注薬は国内未承認）よりも半減期が短い.短期間の鎮静に有用であり,鎮痛効果もある.安定している患児には1 μg/kgを1時間で投与し,0.3〜0.5 μg/kg/hrで持続投与する（最大2 μg/kg/hrまで増量できる）.96時間以上使用すると離脱症候群のリスクがあるため,72時間後には中止するかクロニジンに変更する.

プロポフォールは2歳以上に短期間（48時間未満）なら使用できる（訳注：日本では禁忌）.短時間の鎮静には少量の静注（0.5〜1 mg/kg）が効果的であり,持続静注は4 mg/kg/hr以下に制限すべきである.ミトコンドリア病や栄養失調,原因不明の乳酸アシドーシスでは使用を避けるべきである.血清濃度1〜4 μg/mLを目指してTCI（target controlled infusions）を用い,必要な鎮静レベル（あるいはBIS）に調整することができる.

patient-controlled analgesia（PCA）

必要なときに自分で鎮痛薬を投与するためにボタンを押す,という概念を理解できるならば使える.

知的な6歳以上の患児,8歳以上の大部分の患児に使用を考慮する.

使用前に疼痛管理チームに連絡して助言を求める.術後の嘔気・嘔吐プロトコールも記載する.

通常の投薬法：モルヒネ0.5 mg/kgを0.9％食塩水に溶解し,50 mLとする.ボーラス用量2 mL（＝20 μg/kg）,ロックアウトタイム5分,持続投与0.5 mL/hr（＝5 μg/kg/hr）（持続投与が必要なことはまれ,副作用を増やす）.代替としてフェンタニルやオキシコドンのPCAもある.

PCA処方シートでは,特にナロキソンの記載を忘れないようにす

る．呼吸抑制や過剰鎮静，嘔気・嘔吐を注意深く観察する．SpO_2モニターを行う．その患児だけがボタンを押すようにする．青年期の患者で術後の嘔気・嘔吐や搔痒がある場合には，PCA にナロキソンを加えて適宜投与すると奏効する場合がある．

気管挿管されているが人工呼吸されていない場合（クループなど），あるいは鼻咽頭 CPAP

通常，鎮静は必要ない．非常に興奮していたり不穏な場合は経腸クロニジン 1～4 µg/kg を 6 時間毎，経腸抱水クロラール 20～30 mg/kg を必要時に 6 時間毎，経腸クロルプロマジン 0.25 mg/kg を必要時に 6～8 時間毎，経腸ジアゼパム 0.1～0.15 mg/kg を必要時に 6 時間毎．経腸栄養，快適な環境，娯楽を提供する．痛みの強い創傷（後述の「外傷」の項 (p.199) 参照）の場合は，アセトアミノフェン，モルヒネ持続静注あるいは PCA，局所麻酔を用いる．

筋弛緩されている場合

- モルヒネ持続静注：3 か月未満：10～30 µg/kg/hr．3 か月以上：20～50 µg/kg/hr．
- ミダゾラム持続静注：1～4 µg/kg/min，デクスメデトミジン：0.3～2 µg/kg/hr．長期の鎮静にはクロニジン：0.5～2 µg/kg/hr，ジアゼパム：0.1 mg/kg 4～6 時間毎を考慮．

気管内吸引 10 分前にモルヒネ 0.05 mg/kg 静注を考慮．

鎮痛と鎮静の必要性を頻繁に再評価する（可能なら筋弛緩をいったん中止し，Comfort B Score をつけて評価する．

もしも IRV あるいは PRV 人工呼吸を用いるならば，鎮静薬を増量する必要がある．

長期筋弛緩にはモルヒネやミダゾラム増量よりも，クロニジン (0.5～2 µg/kg/hr) あるいはクロルプロマジン (0.25～0.5 mg/kg 6～8 時間毎，緩徐静注追加) を考慮する．

気管挿管・人工呼吸管理中だが筋弛緩されていない患児

6 歳以上の患児には PCA を考慮する（認知発達の程度次第）．

- モルヒネ持続静注：3 か月未満：10～30 µg/kg/hr．3 か月以上：30～50 µg/kg/hr．

ミダゾラム 1～4 μg/kg/min, デクスメデトミジン 0.3～2 μg/kg/hr, あるいはクロニジン 0.5～2 μg/kg/hr.

鎮痛と鎮静の必要性を頻繁に再評価する (Comfort B).

プレッシャーサポートモードを用いるときには, もしも鎮静や麻薬のボーラス投与が呼吸を抑制する可能性があるならば, バックアップ人工呼吸を設定する.

痛みを伴う手技

発達に応じて非薬物療法を最適化することが重要である (音楽, play 療法, 両親).

新生児は可能なら, おくるみなどにくるんで抱っこする. 新生児には痛みを伴う手技の前に 12.5％ショ糖を経口投与する (Cochrane 参照).

手技を行うとき以外は快適に過ごしている患児に対する, 間欠的な痛みを伴う手技には, フェンタニル 1～2 μg/kg 静注を手技の数分前に投与する.

局所麻酔薬が使われていることを確認する (中心静脈ライン挿入, 胸腔ドレーン挿入, 骨髄穿刺).

末梢静脈ラインや動脈ライン挿入前には, たとえ筋弛緩下にある患児でも皮膚局所麻酔を用いるのが有効である. 通常のモルヒネ持続投与量では, これらの急激な痛みを完全には取り除けない. ゲームや映画などを楽しめる電子機器も, 気をそらすために非常に効果的である.

PICU での手術

PICU での手術としては, 開胸, 心臓カテーテル, バルーン心房中隔裂開術, ECMO カニューラ挿入などが行われる.

痛みと意識を取り除くために充分なよう, 全身麻酔する. すべての麻酔中の患児のそばには医師がいなくてはならない. 術後疼痛を予防するために, 可能ならば局所麻酔 (ブピバカイン 0.5％±アドレナリン) を追加する.

心臓外科手術

すべての患児が手術室で多量の麻薬を投与されており, 効果は

PICU で数時間続く.

さらに筋弛緩薬を投与することなく，すぐに人工呼吸から離脱するのでない限り，モルヒネ持続静注を開始する（3か月未満：10〜30 μg/kg/hr，3か月以上：20〜40 μg/kg/hr，30 kg 以上：1〜5 mg/hr）．もしも4時間以上筋弛緩が続きそうならば，デクスメデトミジン 0.3〜0.7 μg/kg/hr（もしも状態が不安定ならローディングなしで開始），クロニジン 0.5〜2 μg/kg/hr（**国内未承認**），あるいはミダゾラム 1〜2 μg/kg/min（30 kg 以上には 1〜3 mg/hr）を追加する.

すぐに人工呼吸離脱する計画ならば，モルヒネ 10〜20 μg/kg/hr を投与する（モルヒネに加えて低用量プロポフォール，デクスメデトミジン，あるいは何も使わない）．痛みが強ければ増量する.

人工呼吸からのウィーニングを開始する 2〜4 時間前にモルヒネを減量し，鎮静薬を減量するか中止する.

長期間の鎮痛や鎮静

例えば熱傷や多発骨折などで，モルヒネやその他の麻薬が5日を超えて持続投与されると耐性や依存が出現する（間欠投与2週間以内ではまれである）.

したがって，モルヒネ増量よりも麻薬ローテーション（フェンタニル，ヒドロモルフォン，メタドン），クロニジン 0.5〜2 μg/kg/hr やクロルプロマジン追加（低血圧に注意）を考慮する．開胸の痛みにはケタミン 2〜4 μg/kg/min が有用だが，すぐに耐性を生じる．長期鎮静のときにはミダゾラムではなく経腸ジアゼパムを用いる．麻薬持続投与は5日間を超えると，耐性や離脱症候群の危険がある（ミダゾラムも投与しているとさらに悪い）．WAT スコアを用いて減量計画を立てる．ゆっくりと減量し，離脱症状を観察する（興奮，ミオクローヌス，発汗，発熱，下痢）．離脱症状がみられたら，モルヒネを増量するかクロニジンを加える（あるいは両方）.

長期になると判断したら，経口モルヒネ（あるいはメタドン）とジアゼパムに切り替える．クロニジンを加える.

外傷や熱傷の患児はしばしば神経障害や神経因性疼痛を訴える．アミトリプチリン（特に夜間）やガバペンチン，プレガバリンが役立つ．早めに疼痛管理チームに相談するべきである.

搬送中

人工呼吸管理されていない限り鎮静しないが,外傷患児への鎮痛は適切に行っておく(局所ブロック,アセトアミノフェン,頭部外傷でなければモルヒネ 0.025 mg/kg 静注).人工呼吸中の患児にはモルヒネ 0.025 mg/kg とミダゾラム 0.1 mg/kg が必要な場合がある.

Comfort B Score

Comfort B Score は小児の痛みと鎮静の程度を示すスコアである.

覚醒度	体動
1. 深い眠り	1. 動きなし
2. 浅い眠り	2. 時折,少し動く
3. うとうとしている	3. しょっちゅう,少し動く
4. 覚醒	4. 四肢のみ活発に動く
5. 不眠	5. 体幹と頭部も含めて活発に動く

平静さ/興奮	筋緊張
1. 平静	1. 完全に弛緩して,緊張なし
2. 少し不安	2. 筋緊張減少
3. 不安	3. 正常な筋緊張
4. 非常に不安	4. 筋緊張が亢進し指趾が屈曲
5. パニック	5. 筋強直と指趾の屈曲

呼吸反応(人工呼吸中)	表情
1. 咳なし/自発呼吸なし	1. 表情筋は弛緩
2. 最低限の人工呼吸器補助	2. 表情筋は正常でこわばるイベントなし
3. 時折咳,力が入るあるいは人工呼吸器に抵抗	3. 少し緊張がある
4. 人工呼吸器に逆らいさかんに呼吸,あるいは咳が多い	4. 顔全体に緊張がある
5. 人工呼吸器に非同調,咳,咽頭反射,呼吸困難	5. 表情が歪み,しかめっ面

啼泣(人工呼吸管理中以外)	スコア=各カテゴリーの合計点.
1. 静かに呼吸し,啼泣なし	
2. すすり泣き,あるいはあえぐ	
3. うめく	
4. 啼泣	
5. 泣き叫ぶ	

1 総論

<手　順>
ステップ1：患児を刺激する：体幹に触るか通常のケアを行う．
ステップ2：刺激にどのように反応するか，患児を5分間観察し，それから6つのカテゴリーを使って評価する（もしも人工呼吸中であれば呼吸反応のカテゴリーを用い，人工呼吸管理をされていない場合は啼泣のカテゴリーを用いる）．
ステップ3：それぞれのカテゴリーの値の合計が，スコアの値となる．

<判　定>
スコア6～10：深鎮静．鎮静あるいは鎮痛を10%減らせるかどうか医師に相談する．
スコア11～22：適切な鎮静．快適なケアを続ける．術後の患児には，術後48時間はアセトアミノフェン定期投与を続けるべき．
スコア23～30：不適切な鎮静/鎮痛．麻薬，ベンゾジアゼピン，あるいは鎮痛薬を1 mLボーラス投与し，10分後に再評価する．もしも，まだスコアが高ければ，再度ボーラス投与をする．10分後に再評価し，もしもまだスコアが高ければ，医師に報告する．

1.8 アナフィラキシー
anaphylaxis

　主な臨床症状は低血圧，気管支攣縮，発赤，じんま疹，血管浮腫（気道閉塞を起こし得る），肺水腫，消化器症状（嘔気・嘔吐，腹痛，下痢）．多くの患児が食物関連アレルギーやアナフィラキシーと気管支喘息を合併している．

1. マスクで酸素投与．
2. 血管神経原性浮腫や喉頭浮腫がアドレナリン筋注/静注や吸入で改善しなければ，早期の気管挿管適応である．
3. アドレナリン 1：1,000 を 0.01 mL/kg 筋注し，改善がなければ 5 分後に再投与する．
4. 低血圧には 0.9％食塩水 10 mL/kg を投与．非常に多量の輸液が必要になることがある．その場合には中心静脈ラインを挿入し，中心静脈圧をモニターする．
5. 2 回の筋注後にもアナフィラキシーの臨床症状があるならば，アドレナリン持続静注を始める．中心静脈ラインがなく緊急の場合は，アドレナリン 1 mg を 1,000 mL に溶解し，5 mL/kg/hr で投与（0.08 μg/kg/min）．原則として多い量から始めて，症状が軽減したら減量する．少量から始めて増量するのではない．重度な頻脈や収縮期高血圧があれば減量すべきである．
6. 適切な輸液（中心静脈圧＞10）にもかかわらず低血圧が続くときには心臓超音波検査を行い，アドレナリンに加えてノルアドレナリン投与を考慮する．
7. もしもアドレナリン持続静注を続ける必要があるとき（時折，消化したアレルゲンが 24 時間にわたり肥満細胞を刺激するために必要となる），あるいは水分過多の危険性のために輸液投与量を減らす必要があるときには，中心静脈ラインからアドレナリンを投与する（0.15 mg/kg を 50 mL に溶解．1 mL/hr＝0.05 μg/kg/min）．
8. 重度の気管支攣縮の場合にはアドレナリンとイプラトロピウム吸入，アドレナリン静注，アミノフィリン静注，メチルプレドニゾロン静注で治療する．
9. 抗ヒスタミン薬とステロイドはルーチン投与はしない．抗ヒス

タミン薬は重度の掻痒を軽減することがあるが,低血圧に注意が必要である.
10. アレルギーがあることが分かっている薬剤を投与しなければならないときには,その薬剤投与の30分前にメチルプレドニゾロン 2 mg/kg を静注し,アドレナリン持続静注(0.03 mg/kg を 5%糖水に溶解して 50 mL とし,10 mL/hr = 0.1 μg/kg/min)を低用量で開始する.

1.9 昏睡
coma

昏睡は症状であり，診断ではない．外傷（虐待かもしれない），髄膜炎，脳炎，脳腫瘍や血管病変，中毒，代謝異常症，非けいれん性てんかん重積状態，高血圧性脳症を考慮にいれる．

1. 気道，呼吸，循環を確保．血圧を測定する．特に幼少患児には早期の気管挿管を行う．
2. 検体検査：血液検査：血糖値，血液培養，血液ガス，電解質，クレアチニン，肝機能検査，アンモニア，コルチゾール．尿検査：ディップスティックテスト（ケトン），薬物スクリーニング，代謝異常スクリーニング（酸血症ならガスクロマトグラフィーも）．
3. 腰椎穿刺をしてはいけない．行うとしたら，後に患児の意識が戻ってから行う．
4. セフォタキシムとアシクロビル投与を考慮する．
5. 状態が安定しているなら頭部 CT（出血や大きな梗塞を除外するため），理想的には MRI（脳炎，ADEM，代謝性脳障害，虚血早期，高血圧による二次性可逆性後頭葉白質脳症（posterior reversible encephalopathy syndrome）をより疑う場合）．
6. ナロキソン 0.1 mg/kg（最大 2 mg）静注を考慮．もしも反応があれば，0.01 mg/kg/hr（0.2 μg/kg/min）持続静注．
7. さらなる検査は，「髄膜炎と脳炎」の項 (p.191) を参照．
8. 脳波検査施行を考慮する．

1.10 心肺蘇生
resuscitation

昏睡,無呼吸,脈拍触知不可:胸骨圧迫,気管挿管,100%酸素で換気,静脈路あるいは骨髄路確保,心電図を表示.

心静止,PEA(無脈性電気活動):アドレナリン,重炭酸ナトリウム,アトロピン,ペーシング.

VF あるいは VT:除細動(4 J/kg),その後 4 J/kg(2分毎),アドレナリンを3〜5分毎,アミオダロン 5 mg/kg,またはリドカイン 1 mg/kg,硫酸マグネシウム 50% 0.06 mL/kg(Torsades de pointes の場合),重炭酸ナトリウム 10 分毎,輸液負荷.

心肺停止の原因:低酸素血症,循環血液量不足(0.9%食塩水 10 mL/kg を必要であれば2〜3回繰り返す),低体温症,高/低カリウム血症,心タンポナーデ,低血糖,気胸,中毒(毒素/薬物/毒物),血栓塞栓症,心房性不整脈(カルディオバージョン 1 J/kg)

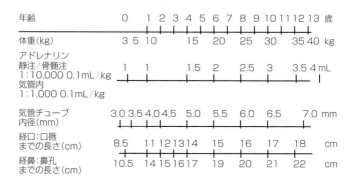

1.11 血液学
haematology

血液型適合

患児	全血	赤血球製剤	FFP	クリオプレシピテート
O	O	O	全血液型	O
A	AあるいはO*	AあるいはO	AあるいはAB	A
B	BあるいはO*	BあるいはO	BあるいはAB	A
AB	全血液型	全血液型	AB	A

*抗A抗B抗体価が低いO型血液：全血を使わない．
血小板：提供血はできれば受血者と同じABOとRh型，そうでなければFFPと同様．

血管内低容量に対してFFPや血小板を急速投与しない．末梢血管拡張による重度の低血圧を起こすことがある．緊急時を除き，PICU患児への血液はすべて投与直前に放射線照射すべきである．PICUでは患児がCMV陽性と分かっている場合を除き，CMV陰性の血液を投与するか，Imugard Ⅲ-RCフィルターを使う．

未分化/総計（Immature/Total）好中球比（I/T比）

総計好中球に対する未分化好中球の比は，PICU患児における敗血症の存在の指針として有用である．総計好中球数よりもかなり精確である．I/T比は，末梢血で未分化（芽球，骨髄球，桿状核球）好中球数を好中球総数（未分化＋分化）で除することで得られる．

I/T比は乳児期早期では通常0.2未満，おおむね3か月以上では0.15未満である．人工心肺後のI/T比は通常0.5未満（術後1日），0.35未満（2日），0.3未満（3日），0.25未満（4～5日）で，その後は0.2未満である．この数値は，単回測定による絶対値よりも日々の変化のほうがより有益である．例えば，5日目にI/T比0.25でも，その前日の値が0.40であったならば安心であるが，もしも前日の値が0.10であったならば敗血症を示唆する．さらに，急激な好中球減少は敗血症を強く示唆する（もしもI/T比が正常であっても）．48時間後に培養が陰性であった場合は，I/T比と血清プロカルシトニン値の結果から総合的に判断して，抗菌薬のデエスカレーションや中止を決定する．

1.12 PIM スコア
PIM score

The paediatric index of mortality（PIM）は集中治療室入室後の死亡数を予測する統計モデルである．PIM によって個々の PICU の診療の質を評価し，種々の集中治療の形態を比較することができる（例えば，専門医がいる PICU が予後を改善するか，等）．また，PIM はある特定の疾患をもつ群の死亡率を評価するのにも使えるが，この目的のためには理想的ではない．

PICU の診療の質を評価するために，SMR（standardized mortality rate）が使われる．SMR は実際に死亡した患児数を PIM による予測死亡数で除することで得られる．SMR<1.0 であれば質が良く，SMR>1.0 であれば質が低いことを示唆する（しかし，もしも SMR の 95%CI が 1.0 を含むのであれば，1.0 から外れてもそれは偶然である可能性が充分ある）．SMR はある PICU における実際の死亡数と，もしも同じ患児が PIM 作成に貢献した PICU で（PIM が作成された当時の）治療を受けたと仮定した場合の予測死亡数とを比較する．

SMR の結果を使う前に PIM がその PICU に適しているかを評価するが，それは "area under the ROC plot" を用いて，0.7 を超えていればおそらく PIM がその PICU で用いるのに適切であることを示唆する．

PIM はある患児群を説明するためにデザインされたものであって，個々の患児評価のためではない．これらのスコアを個々の患児に対して決して，治療対象とするには重篤すぎるであるとか，集中治療が必要なほど重篤でないと決断するために用いてはいけない．

PIM 計算のための情報が精確であることは極めて重要である．非常に注意深く情報を集めなくてはならない．20〜50 例を毎年ランダムに選び再現すべきである．SMR が信頼性のある見積もりとなるためには，少なくとも 50 例の死亡が必要である．

研究間の比較を可能にするために，標準的な年齢層（例えば，1 か月から 15 歳），人工呼吸管理を受けている患児と受けていない患児について報告すべきである．ある特定の地域で集中治療を受けた小児と，集中治療を受けずに死亡した小児について，母集団を基にした情報を小児集中治療医が得ることは重要である．

1.13 治療の質の向上に向けて
quality

質の良い集中治療に必要なこと
- 認められた標準的な治療を提供する．
- エビデンスに基づいた治療
- 細かな所へ細心の注意を払う．
- 適切なスタッフ数と技術
- 実績
- 継続的な質を保証するプログラムがあり，これは監査のシステムや，有害事象の報告・調査を含む．
- 継続的な教育
- 研究
- 多職種参加型，オープンな文化で互いの意見を尊重する．
- 非常に効果的なコミュニケーション
- 家族中心のケアとケアの計画立案
- 倫理的アプローチ（治療不可能なときに緩和に焦点を当てることも含む）
- 安全な環境

有害事象の報告

すべての有害事象は Riskman Q (Victorian Health Incident Management System)，あるいは ICU Quality, Date and Research team を通じて報告すべきである．

PICU にはいくつかの内的質向上の方法がある．ICU Quality, Data and Research team が入室・有害事象・合併症・退室に関するデータを毎日収集している．月1回の morbidity and mortality ミーティング，月1回の質向上のミーティングがあり，ここでは下記のような質判定の尺度を報告する．

- 標準化死亡比（SMR）
- PICU での心停止，または ECMO カニュレーション
- 事故抜管
- 手指衛生コンプライアンス
- 中心静脈ライン感染

1 総 論

- 人工呼吸関連肺炎
- 院内細菌感染
- 創感染
- デバイス事故抜去
- 褥瘡
- 患児確認のコンプライアンス
- METコール前の徴候の振り返り
- PICU退室後24時間以内の再入室，あるいはMETコール

1.14 PICU 長期滞在患児
long-term or chronically ill PICU patients

慢性的に状態の悪い患児が，PICU 在室日数の高い割合を占めている．多くの長期滞在患児は慢性的な神経学的問題があるか，あるいは慢性的呼吸補助を必要としている．これらには脳性麻痺，脊椎手術後，神経筋疾患，その他の脳障害をもつ患児が含まれる．

PICU に 28 日間以上滞在する患児は，すべての PICU 患児の約 1% を占めるが，PICU 死亡の 20% 近くを占める．長期滞在（28 日以上）患児の 1/4 強が良好な転帰（正常，機能的に正常あるいは軽度障害）である一方で，50% 近くが死亡する．

PICU 滞在が 7 日間を超え，複雑な管理が必要な患児は PICU ケアマネジャーの支援を受けて，コミュニケーションやケアの一貫性を保つ．長期滞在患児のためのミーティングを毎週行う．

長期滞在児を担当する PICU コンサルタントもいる．このコンサルタントは管理の一貫性を保つために，家族や他部署，その時々の病棟担当 PICU コンサルタントと全体的な管理（日々の医学的管理ではない）に関して話し合いをもつ．

PICU から病棟への移行：慢性呼吸サポート

長期人工呼吸管理が必要な患児の中には病棟への移床が適切な者もいる．一般小児内科病棟や他の病棟で，夜間の BiPAP，BiPAP を用いた理学療法，日中睡眠時の BiPAP（例：神経筋疾患のある患児の一部）ができる．しかしながら，その患児への BiPAP はまず PICU で確立してかつ安定していなければならない．病棟では 24 時間の BiPAP はしない．急激に増悪する場合に CPAP や BiPAP を病棟で始めることはできるが，その後安定するまでは PICU で管理する．緩和ケアの一環として，病棟で CPAP や BiPAP を施行することもできる．PICU 以外では，一般小児内科病棟でのみ，気管切開を介しての人工呼吸管理（CPAP を含む）が許可されている．

侵襲的，あるいは非侵襲的呼吸管理が必要なすべての患児は呼吸器科へ紹介が必要となる（呼吸器科が PICU 外での呼吸管理や呼吸器離脱を担当する）．

週 1 回，呼吸器科主導で会議を開催し，病棟患児や，まもなく

1 総論

PICU退室する呼吸管理が必要な患児に関して話し合う．

在宅酸素療法や非侵襲的呼吸補助を受けている小児が外科的手技を受ける場合，術後には呼吸機能が落ちるかもしれないので，通常，PICUベッドを確保しておく．術後の呼吸機能が不確かな介入（例えば脊椎手術や，CPAP/BiPAPがリスクを伴うかもしれない噴門形成術後）の際，慢性的な呼吸補助が必要な小児は気管挿管のままPICU入室し，鎮痛と人工呼吸管理の必要性を適切に評価した上で，人工呼吸の離脱と抜管を計画する．

BiPAP/VPAP

PICU内ではBiPAP Visionか患児自身の在宅BiPAP機器を使う．

<呼吸器モード>

CPAP：換気量調節が不要でCO_2蓄積がない患児（例：睡眠時閉塞性無呼吸）

Spontaneousモード：換気量調整が必要だが，自発呼吸のトリガーが可能な患児．患児の吸気と呼気がIPAPとEPAP間の移行をトリガーする．

S/T（Spontaneous/Timed）モード：時々トリガーできない患児，呼吸筋を休ませる必要がある患児．

Timed：トリガーできない患児．換気数，IPAP MinとIPAP Maxが設定されている（**次項参照**）．

最大IPAP時間：IPAPのままでEPAPへ切り替えない最大の時間．これは呼吸サイクルの50%を超えるべきでない．

最小IPAP時間：EPAP切り替えまでにIPAPでいる最小の時間（もしも患児の吸気が短すぎる場合，IPAPはその最小時間まで継続され，その後EPAPに変わる）．これは0.3秒未満にすべきでない．

<呼吸器で設定すべきパラメーター>

- EPAP
- IPAP
- 換気回数（timedあるいはS/Tモードのみ）：通常，患児の安静時呼吸数より4〜6回少なくする．60秒間の患児の安静時呼吸数を数え，呼吸サイクルの長さを計算（60/呼吸数）する．
- 吸気時間設定：
最大IPAP時間（IPAP Max）＝呼吸サイクルの長さ/2

最小IPAP時間（IPAP Min）

＜BiPAPからの離脱＞

通常は短時間（30～60分間）の離脱を数回行い，それから離脱時間を延ばしていく（1～2時間を3回/日，2～3時間を3回/日）．日中覚醒時のBiPAP離脱ができるようになるまでは夜間のBiPAPを継続する．

夜間BiPAPが必要な患児には，BiPAPを用いた理学療法を日中に3回考慮する．

PICU退室前に，VPAPの指示が出ていること，呼吸器科と理学療法士にコンサルトされていること，まもなく転棟することをPICU工学技師が知っていることを確認する．

長期間，あるいは慢性的なPICU患児に考慮すべきその他のこと

- 鎮静・鎮痛薬の離脱計画
- 可能であれば，すべての薬剤を経口にする．
- 様々な活動，理学療法，意思疎通のための道具，遊びを考慮．
- 栄養：定期的に体重，頭囲，身長を測定して成長曲線に記録．
- 適切なカロリーを投与（「栄養」の項（p.49）参照）．
- 誤嚥のリスクを考慮：上体を起こしての経腸栄養
- 経腸栄養：胃内容残量が多い場合，メトクロプロミドやエリスロマイシンを考慮．
- 便秘：ラクツロースやmovicolを考慮．
- 睡眠のリズム．メラトニンや夜間鎮静を考慮．
- 骨密度減少（osteopenia）：危険因子は，未熟性，副腎皮質ステロイド，廃用，利尿剤，慢性肺疾患，TPN，臓器移植．ALP（骨密度減少では800 IU以上となる），リン（＜1.8 mmol/L），ビタミンD（25-水酸化ビタミンD減少．1,25水酸化ビタミンDは増加していることがある）．予防：適切な量と比（1.3～1.7：1）のカルシウムとリン投与，適切なカロリー（80 kcal/kg/day）と栄養素（アミノ酸2.5～3 g/kg/dayとビタミンD 400 IU/day）．フロセミド中止やクロロサイアザイドなどの抗カルシウム尿利尿剤への変更を考慮．副腎皮質ステロイド使用を制限．理学療法や種々の活動，ビスホスホネートを考慮．
- 検査の頻度を整理：エックス線，血液検査の頻度を減らし，週間

予定表を作る.
- 貧血予防：必須血液検査のみ造血剤（鉄剤と葉酸）
- 予防接種，新生児スクリーニング

緩和ケア

緩和ケアはPICUにおいて重要である．それぞれの患児と家族に必要なことは異なるが，重要な事項を次に挙げる．

- 効果的なコミュニケーション：慢性疾患をもつ患児には概して多数の専門科が関わっている．PICUケアマネジャーはミーティングを仲介したり調整したりすることができる．担当のPICUコンサルタントがいる患児もおり，家族との話し合いに一貫性をもたせるようにしている．急変時に行われるべき/行われるべきでない治療概略を示し，治療計画の記載を行う．
- 家族に対し，「その患児にすべての蘇生行為をするかどうか」を繰り返し聞いてはいけない．また，「生きることがその子にとって最も良い選択ではない」と言ってはいけない．これは家族をうんざりさせ，苦悩を与え得る．PICUと関係科のコンサルタントと話し合う．家族と話すのに最適なのは，その患児と家族をよく知っており，患児や家族から信頼されている上級医である．

第2章 電解質・代謝・栄養

2.1 輸液と電解質
fluid and electrolytes

(Shann F, Paediatric Fluid and Electrolyte Therapy, In：Oh's Intensive Care Manual, 7th ed, 2014 参照)

検査値の目安

アニオンギャップ＝$Na-(HCO_3+Cl)$．正常は 12 未満．
無尿＝尿素上昇 8〜14 mg/dL/day, クレアチニン上昇 1〜2 mg/dL/day．
血液量＝新生児 85 mL/kg, 成人 70 mL/kg．
塩素欠乏：20％食塩水（mL）＝体重×0.2×(104−Cl)．
細胞外液量＝出生時 400 mL/kg, 1 歳以上は 250 mL/kg．
単位：mmol＝mEq/価数＝質量（mg）/分子量．
血清浸透圧＝$2Na+2K+$血糖（mg/dL）/18＋尿素（mg/dL）/2.8．
血漿量＝新生児 45 mL/kg, 成人 35 mL/kg．
Na 欠乏：食塩水（mL）＝体重×4×(140−Na)/(％食塩水)．
高血糖時の $Na=Na+0.3$（血糖（mg/dL）/18−5.5）．
尿量：最小許容量＝0.5〜1.0 mL/kg/hr．
水分欠乏量（mL）＝600×体重（kg）×(1−140/Na)．
血糖 1 mmol/L＝18 mg/dL．

水分点滴必要量

体重(kg)	3	5	7	10	15	20	25	30	40	50	60	70
活発	12	20	30	40	50	60	65	70	80	90	95	100
活気なし	6	10	14	20	25	30	35	40	45	55	60	70
挿管	5	7	10	14	17	21	25	28	32	40	45	50

単位（mL/hr）

新生児：2 mL/kg/hr（生後 1 日），3 mL/kg/hr（生後 2 日），4 mL/

kg/hr（生後3日～12か月）．

心臓外科術後：「心臓手術後患児の入室」の項（p.90）参照．

活発な患児への点滴投与量調整：

腎不全×0.3＋尿量．基礎消費×0.7．高ADH（陽圧人工呼吸，脳損傷）×0.7．加湿ガス×0.75．低体温－12％/℃．熱傷 初日＋4％/1％熱傷面積，その後＋2％/1％熱傷面積．過換気×1.2．早産児×1.2．放射熱ヒーター×1.5．光線療法×1.5．正常な活動（経口摂取）×1.5．発熱＋12％/℃．室温31℃以上＋30％/℃．

通常輸液：Plasma-Lyte 148＋10％糖（1歳未満），Plasma-Lyte 148＋5％糖（1歳以上）（訳注：Plasma-Lyte は高張性バランス輸液の1種）．

脳損傷（外傷，髄膜炎，脳症）：0.9％食塩水＋10％糖（1歳未満），0.9％食塩水＋5％糖（1歳以上）．

すべての患児の毎日の総水分投与量を知っておくこと．

低血糖

輸液中のすべての患児の糖投与量（mg/kg/min）を毎日計算し，記載する．糖投与量（mg/kg/min）は輸液量（mL/hr）×糖濃度（％）/（6×体重（kg））で計算する．例：10％糖＋0.45％食塩水を12 mL/hrで4 kgの乳児に投与している場合，糖投与量（mg/kg/min）＝（12×10）/（6×4）＝120/24＝5 mg/kg/min．目標4～6 mg/kg/min．

できるかぎり経腸栄養投与にする．

水分制限のある乳児には，血糖を保つために50％糖を低流量で投与してもよいが，その場合は中心静脈ラインから投与しなければいけない．ボーラス投与は行わない．

低血糖の治療には10％糖を2 mL/kg投与し，糖投与量を増やす（経腸栄養を始める，あるいは増やす，維持輸液の糖濃度を増やす，もし中心静脈ラインがあるなら低流量の50％糖を加える）．

糖尿病でない患児には決して糖投与なしにインスリンを投与してはならない．

腹膜透析

人工呼吸管理中：1サイクル10～20 mL/kg（注液20分，排液10分）．
非人工呼吸管理中：10 mL/kg（注液40分，排液20分）．

1.5％透析液が等張，4.25％透析液は高張．カリウム0～4 mmol/L．

2.2 糖尿病性ケトアシドーシス（DKA）
diabetic ketoacidosis

2歳未満，あるいは脳浮腫の徴候がある糖尿病性ケトアシドーシスの患児は PICU に入室すべきである．重大なリスクとして，脳浮腫，血清浸透圧の急激な変化（循環血液量不足の過剰補正やインスリン過剰投与による），低血糖，アシドーシス増悪（循環血液量不足やインスリン欠如による），重度の高カリウム血症や低カリウム血症がある．

DKA 患児への治療

インスリン 2.5 u/kg を 50 mL に溶解し，1 mL/hr（0.05 u/kg/hr）で開始し，血糖値が下がらなければ 0.1 u/kg/hr に増量する．

血糖値が 12 mmol/L（約 220 mg/dL）未満となったら：

・輸液から糖投与を増やす．
・インスリン投与を中断したり，0.05 u/kg/hr 未満に減らしたりしない．

インスリン持続投与中は：

・血糖値を1時間毎に，血液ガスと電解質を2～4時間毎に，血液あるいは尿ケトンを6時間毎にチェックする．
・1時間毎に神経学的所見を観察する（徐脈は重大な徴候）．
・有効血漿浸透圧（$2Na^+$ ＋血糖（mg/dL）/18）を2～4時間毎に計算する．

非ケトン性高浸透圧性糖尿病（尿中ケトンが 1＋以下）にルーチンでインスリンを投与しない．

1. 臨床状況を評価する．もし軽度の脱水のみであって，嘔吐やアシドーシスがないのなら，緊急治療ではなく，安定化のためのプロトコールに進む．
2. 経口摂取は氷片のみ．もし昏睡であったり嘔吐を繰り返すなら，経鼻胃管を挿入してフリードレナージを行う．
3. 採血（血糖値，電解質，血漿浸透圧，酸塩基）：新規診断患児では，膵島細胞抗体，インスリン抗体，GAD 抗体，総 IgA，抗筋内膜 IgA 抗体，甲状腺機能を調べる．

4. 尿検査（ケトン，尿路感染症）を行う．
5. 検査結果を待たずに蘇生を始める．
6. 頭部を 15 度挙上させる（意識障害があれば，昏睡体位）．
7. 誘因（すなわち感染源）を調べる（注射痕，尿，血液培養や胸部エックス線を考慮）．
8. 糖尿病性ケトアシドーシスチャートを用いて観察する．
9. 輸血はほとんどの場合，不要である．

蘇生と脱水補正

1. 低血圧の DKA 小児には 10 mL/kg の 0.9％食塩水を投与．血圧が正常化するまで繰り返す．

許容できる最低限の収縮期血圧

年齢	6か月	1歳	2歳	4歳	6歳	8歳	10歳	12歳	14歳	16歳	18歳
血圧 (mmHg)	65	70	75	75	75	80	80	85	90	95	95

2. 深部静脈血栓症のリスクのため，絶対的に必要な場合を除いて中心静脈ラインを挿入しない．中心静脈ラインを使う場合はヘパリン 10 u/kg/hr をそのラインから投与する．
3. 血圧が正常化したら，明らかな脱水の徴候があるすべての DKA 患児に対し，脱水の程度にかかわらず，以下の維持輸液を投与すべきである（通常の必要維持輸液量の 80％に加えて 3～5％脱水を 48 時間で補正する計算）．

体重	5	6	7	8	9	10	12	14
mL/hr	24	28	32	36	40	45	50	55
体重	16	18	20	25	30	35	40	45
mL/hr	65	70	75	80	90	95	105	110

　この流量は脱水分と必要な維持輸液を含む．脱水の程度は小児ではしばしば過大評価される．もしも乏尿となった場合には輸液療法を見直す必要がある．蘇生前の重度低血圧による尿細

管壊死では，輸液制限が必要かもしれないが，循環血液量不足が続く場合には追加輸液が必要である．

4．輸液の種類

  a. 最初の 24 時間は 0.9% 食塩水，その後，Plasma-Lyte 148 + 5% 糖を用いる．その後 0.45% 食塩水 + 5% 糖とする．インスリン持続点滴を始める際には塩化カリウム 40 mmol/L（体重 30 kg 未満），あるいは 60 mmol/L（30 kg 以上）を輸液に加える．

  b. 血糖値が 12 mmol/L（約 220 mg/dL）未満に低下したら，糖を維持輸液に加え，5% 糖濃度とするか，(もしも中心静脈ラインがあれば) 50% 糖点滴を 0.5 mL/kg/hr で始める（最大 10 mL/hr）．血糖値を 8〜12 mmol/L（約 140〜220 mg/dL）に保つように糖投与量を調節する．血糖値が 8 mmol/L（約 140 mg/dL）未満に低下したら糖投与量を増やす．インスリン持続点滴を中止しないこと．

インスリン持続点滴

1. 初期蘇生が済み，患児が PICU に入室したら，インスリン持続点滴と塩化カリウム補充を始める．

2. 2.5 u/kg の速効性インスリン（ヒューマリン R）を溶解して 50 mL とし，1 mL/hr（0.05 u/kg/hr）で投与する．この投与量でほぼ最大のグルコースクリアランスが得られる．ただし，血糖値の急激な低下を避けるために，時に投与量を減らす必要がある．シリンジポンプを使うなら三方活栓から脱水補正輸液と一緒に投与してよい．インスリンのシリンジに明確に薬剤名のラベルが貼られていることを確認する．

3. 血糖値を 8〜12 mmol/L（140〜220 mg/dL）に保つように糖投与量を調整する．アシドーシス（ケトン血症）を改善するためにはインスリンが必要なこと，ケトンがなくなるまで適切なインスリン静注あるいは皮下注射を続けなければならないことを覚えておく必要がある．アシドーシスが改善しない場合には（少なくとも 1 時間で pH 0.03 改善）インスリンを増やしてもよく，その場合には必要に応じて点滴糖投与量を増やす．

4. インスリンを皮下注射に変更するタイミングは食事の直前で，

患児が意識清明で代謝上安定しているときである（血糖値 8〜12 mmol/L（140〜220 mg/dL），pH＞7.30，HCO_3＞15）．インスリン持続静注は最初のインスリン皮下注射の 30 分後に中止する．

カリウム補正

カリウム補正はインスリン持続静注開始と同時に始める．まずは濃度 40〜60 mmol/L で開始する（体重 30 kg 未満なら 40 mmol/L，30 kg 以上なら 60 mmol/L）．カリウム値が低い傾向にあるときには，静脈血か動脈血で測定する（毛細管でなく）．最初のカリウム値＞5.5 mmol/L，あるいは無尿の場合には細心の注意を払う．

重炭酸

重炭酸投与は脳浮腫の危険性を増す可能性があるため，行ってはならない．低い pH そのものは，心拍出量が保たれており，末梢循環がよいならば，有害でない．アシドーシス増悪は通常，循環血液量不足，インスリン不足，0.9％食塩水による高 Cl 血症，あるいは適切に蘇生される前の虚血障害による組織壊死を意味する．

臨床的・生化学的モニタリング

＜臨　床＞

1. 注意深く水分バランスを記録する．すべての尿量を測定し，少なくとも 6 時間毎にケトンを測定する．すべての（経口を含めて）水分投与量を記録する．
2. 脈拍，血圧，呼吸数，意識レベルおよび瞳孔について，最初の 24 時間は 1 時間毎に観察・記録する（次頁の「脳浮腫」参照）．
3. 体温は 4 時間毎に測定する．

＜生化学検査＞

下記の検査は必要に応じてもっと頻繁に施行する必要がある．

インスリン持続静注している場合：

1. 血糖値 1 時間毎，尿中ケトン 6 時間毎．
2. 血液ガス，ナトリウム，カリウム，塩素，尿素を 2〜4 時間毎．有効血漿浸透圧（＝$2Na^+$＋血糖（mg/dL）/18）計算を 2〜4 時間毎．毛細管血液ガスの場合にはカリウム値の偽高値に注意．有効血漿浸透圧の低下が 1 時間あたり 0.5 mmol/L 以上とならない

2.2 糖尿病性ケトアシドーシス (DKA)

ことを目標にする．血漿ナトリウム値は，血糖値（とカリウム）の低下を補うために上昇させる必要があり，その場合は3％食塩水を投与する．4 mL/kg を6時間かけて投与するとナトリウム値が3 mmol/L 上昇する．治療効果判定のために「補正ナトリウム」を用いてはならない．

治療中の危険徴候

1. 低血糖：低血糖の治療は，50％グルコース1 mL/kg を3分間かけて静注し，持続投与量を増量する．インスリンを中止したり，0.05 u/kg/hr 未満に減量したりしない．静脈路が確保できないときには経口，あるいは経鼻胃管から50％グルコース，グルカゴン1 mg を筋注し，それからPICU コンサルタントに連絡する．予防のためには，血糖値が12～15 mmol/L（220～270 mg/dL）に低下したら輸液内にグルコースを加える．

2. 脳浮腫：ほとんどの糖尿病性ケトアシドーシスの場合に不顕性脳浮腫が存在する．脳浮腫の臨床徴候は突然起こるが，通常は治療開始の6～12時間後（2～24時間の範囲）である．早期に治療しないと死亡や重篤な合併症をきたす可能性が非常に高くなる．

   危険因子：初回発作，長期間の血糖コントロール不良，5歳未満，血糖値減少に伴うナトリウム上昇がない，低ナトリウム血症増悪，来院時の浸透圧が低い，頭痛，不穏や傾眠といった行動変容．意識レベルの低下．徐脈，血圧上昇，呼吸障害は頭蓋内圧亢進の晩期徴候である．

   予防：最も重要なのは水分と生化学的異常をゆっくり補正することである．浸透圧（2Na＋血糖（mg/dL）/18）は 0.5 mmol/L/hr より早く低下すべきでない．頭部を15度程度に挙上する．

   治 療：
   a. 20％マンニトールは常に準備しておく．2.5 mL/kg（0.5 g/kg）をすぐに静注する．15～20分毎に繰り返し投与してよい．脳浮腫を臨床診断したら直ちに投与すべきであり，画像診断確認のために投与が遅れてはならない．
   b. 輸液量を厳重に減らし，0.9％食塩水に糖を加えた輸液に変更する．

c. 直ちに PICU へ搬送する.

高浸透圧性非ケトン性糖尿病

顕著なケトーシスなし（尿ケトン1+以下）に非常に高い血糖値を示す患児がいる. 通常 pH>7.10. 時に肥満, 時に腋下にしみ（カフェオレ斑）があり, 場合によっては重度脱水がある. これらの患児は脳浮腫の危険性が非常に高い.

血管内低容量を補正するために0.9%食塩水10 mL/kgを急速投与し, それからケトアシドーシスのときのように緩徐に投与する（前述の「蘇生と脱水補正」(p.42) 参照）. 有効浸透圧（2Na+血糖 (mg/dL)/18）を 0.5 mmol/L/hr より早く低下させてはいけない. インスリンは最初は必要なく, もしインスリンを使って有効浸透圧が急激に低下すると危険である. 横紋筋融解と腎不全, 消化管虚血が起こり得る.

重度の高カリウム血症（インスリンよりも血液ろ過を考慮）や脱水補正によって解決しない中等度のケトーシス（DKAと高浸透圧症候群の混合）のためにインスリンが必要なときには, 0.01 u/kg/hr の少量で投与開始する（0.5 u/kg を 50 mL に溶解し 1 mL/hr）.

2.3 代謝-高アンモニア血症
metabolism-hyperammonemia

代謝科コンサルタントに連絡し,患児の管理について相談する.代謝疾患をもつ患児にはそれぞれの管理計画があり,種々の治療法について異なる閾値をもつ.

以下はアンモニアレベルに応じた一般的な治療方法のガイドラインである.

経腸栄養は短期間でも中断するべきではなく,中断する場合は適切な経静脈栄養を投与すべきである.

アンモニア≦250 μmol/L

PICUコンサルタントと代謝科コンサルタントに知らせる.

経腸栄養が望ましい.経腸栄養が進まない場合や,一時的に中断する場合でも,異化を防ぐために経静脈的に糖(10~15%)と脂肪製剤を投与する.代謝科と相談したのちに薬剤投与(静注,あるいは経腸)を続ける.投与する代謝薬には安息香酸ナトリウム,アルギニン,ビオチン,カルニチン,ヒドロキシコバラミンが含まれる.

意識レベルの変化に気をつける(ICPモニターを検討する).

アンモニア値が低下傾向になるまでは,1時間毎にその値を測定する.

アンモニア値が1時間あたり50 μmol/L以上上昇したり,3時間以内に低下・安定化しない場合には血液浄化療法を始める.

先天性代謝異常を除き,肝不全の場合などに血清アンモニア値が100を超えると神経毒性があり,血液浄化療法の適応となることに注意する.

アンモニア 250~400 μmol/L

PICUコンサルタントと代謝科コンサルタントに知らせる.

経腸栄養が望ましい.経腸栄養が進まない場合や,一時的に中断する場合でさえも,異化を防ぐために経静脈的に糖(10~15%)と脂肪製剤を投与する.特定の代謝薬(前述)は経静脈的に投与する.

血液浄化療法の準備をしておくが,すぐには始めない.意識レベルの変化に気をつける(ICPモニターを検討する).アンモニア値を

毎時間測定する．アンモニア値が1時間あたり50 μmol/L以上上昇したり，3時間以内に低下・安定化しない場合には血液浄化療法を始める．

アンモニア≧400 μmol/L

PICUコンサルタントと代謝科コンサルタントに知らせる．経腸栄養が望ましい．経腸栄養が進まない場合や，一時的に中断する場合でさえも，異化を防ぐために経静脈的に糖（10〜15%）と脂肪製剤を投与する．血液浄化療法をできるだけ速やかに始める．特定の代謝薬（前述）は経静脈的に投与する．

アンモニア≧1,000 μmol/L

PICUコンサルタントと代謝科コンサルタントに知らせる．
治療的介入とするか，それとも緩和ケアを始めるかを検討する．

アンモニアレベルによらず，以下の対応を検討し，代謝科と相談する．
1．ICPモニターを挿入するかどうか．
2．有機酸代謝異常，あるいは原因不明の高アンモニア血症の患児に対して，血液浄化療法の閾値を下げること．

(参考：Haberle et al. Suggested guidelines for the diagnosis and management of urea cycle disorders. Orphanet Journal of Rare Diseases 2012；7：32)

2.4 栄養
nutrition

(「輸液と電解質」の項 (p.39) も参照)

経腸栄養

PICU 入室中の患児にはできるだけ速やかに経腸栄養を始める．最初は 3 時間毎に投与する．計算量の半分から始め，6 時間毎に増量していく．

PICU でのおおよその 1 日エネルギー必要量

年齢	kcal/kg/day
1～2 か月	84～105
3 か月	76～95
4～6 か月	67～83
7～9 か月	63～79
10～12 か月	65～80
13～24 か月	65～82
2 歳	66～82
3～6 歳	46～56
7～10 歳	36～43
11～14 歳	29～34
15～18 歳	26～28

非人工呼吸患児，熱傷，複雑心奇形，敗血症慢性期，PICU 長期滞在患児ではエネルギー増量を検討する．

持続経腸栄養の推奨投与法

年齢	開始	増量	目標
早産児	1〜2 mL/kg/hr	10〜20 mL/kg/day	120〜200 mL/kg/day
1歳未満	5〜10 mL/hr	4時間ごとに5 mL増量	100〜150 mL/kg/day
1〜6歳	10〜20 mL/hr	4時間ごとに10 mL増量	75〜100 mL/kg/day
7歳以上	20〜25 mL/hr	2〜8時間ごとに10〜20 mL増量	35〜75 mL/kg/day

標準的な栄養剤

体重	標準濃度	高濃度
<8 kg	母乳（67 kcal/100 mL） 標準粉ミルク（67 kcal/100 mL）	栄養士に相談
>8 kg	半消化栄養剤（100 kcal/100 mL）	半消化栄養剤（150 kcal/100 mL）

経管栄養が進まないとき：麻薬を減量する．メトクロプラミド 0.15 mg/kg 6時間毎＋（生後3か月以上なら）エリスロマイシン3 mg/kg 8時間毎．あるいは幽門後の持続栄養のために十二指腸チューブ挿入．

人工呼吸管理中の患児にはルーチンにラニチジンを投与しない．経腸栄養を投与できない場合には，ハイリスク患児（熱傷，外傷，ショック，敗血症，腎不全，脊髄病変，副腎皮質ステロイド，凝固障害）に対してラニチジン投与．消化管出血が起こったらオメプラゾール投与．

経静脈栄養

以下に示す期間，経腸栄養が不可能な場合に適応：
　新生児：3日間以上．
　乳児：4日間以上．
　1歳以上：6日間以上．

あるいは消化管機能が悪く,体重が10%以上減少している場合.
<脂肪製剤>

0.5〜1 g/kg/dayで始める(年長児では1〜2 g/kg/day必要なことがある).

禁忌:真菌感染,血小板減少,高トリグリセリド血症

<検　査>

開始前:腎機能,Na,K,Cl,Ca,Mg,PO$_4$,血糖値,トリグリセリド,静脈血液ガス,肝機能,血算

増量中は毎日:腎機能,Na,K,Cl,Ca,Mg,PO$_4$,血糖値,トリグリセリド

週1回:腎機能,Na,K,Cl,Ca,Mg,PO$_4$,血糖値,トリグリセリド,静脈血液ガス,肝機能,尿中Na,K,Cl

リフィーディング症候群の危険性があるとき:6時間毎に血液検査

<経静脈栄養の中断>

経静脈栄養を中断しなければいけないときには,低血糖を避けるために,少なくとも半量の糖を投与する(特に乳児).

手術室に行くときには,同等の糖と電解質を含む輸液に変更し,麻酔科医に伝える.

リフィーディング症候群

リフィーディング症候群の危険:8日間以上の絶食,栄養不良,最近体重が減少した(10%以上の減少),経静脈栄養開始前のK・PO$_4$・Mgが低値であること,チアミン欠乏.

不整脈,筋力低下,敗血症に注意.

電解質を6時間毎に測定して低値なら補充し,チアミンを投与する.PO$_4$<0.6 mmol/Lとなった場合はエネルギー投与量を減らす.リスクがある患児の場合,4日間かけてゆっくりとエネルギー投与量を増やす.

経静脈栄養内容

5 kg 未満の乳児

院内製剤名	N1: 25/100	N2: 30/125	N3: 50/200
アミノ酸 (g/L)	25	30	50
糖 (g/L)	100	125	200
ナトリウム (mmol/L)	0か20	30	なし
カリウム (mmol/L)	0か20	30	なし
カルシウム (mmol/L)	8	8	8
リン (mmol/L)	10	10	10
マグネシウム (mmol/L)	2	2	2

ビタミンと微量元素も追加する.

5 kg 以上の小児

院内製剤名	P1: 20/100	P2: 25/150	P3: 30/200
アミノ酸 (g/L)	20	25	30
糖 (g/L)	100	150	200
ナトリウム (mmol/L)	30	30	30
カリウム (mmol/L)	30	30	30
カルシウム (mmol/L)	6	6	6
リン (mmol/L)	6	6	6
マグネシウム (mmol/L)	4	4	4

ビタミンと微量元素も追加する.

第3章　呼吸器

3.1　酸素療法
oxygen therapy

- 細気管支炎では，SpO_2<90%で酸素投与を行う．
- 重篤な小児で多臓器不全があるときや，酸素供給不足の可能性があるときにはSpO_2>94%を維持するように酸素投与を行う．
- SpO_2>97%なら酸素投与を減らす．
- 乳児で3 L/min以上，1歳以上で5 L/min以上の流量で酸素投与するときには，加湿酸素を投与する．
- 気管切開，鼻咽頭エアウェイ，気管チューブのときには必ず加湿酸素を投与する．
- フェイスマスクで酸素投与するときには，CO_2再呼吸を避けるために6 L/min以上投与する．
- 高酸素血症を避ける（ARDSを悪化させるため）．気管挿管患児ではF_IO_2<0.6を目標にする．F_IO_2<0.6を達成するために，PEEPやその他の方策でSpO_2を改善させる．
- チアノーゼ性心疾患の患児に酸素投与する前に，普段調子がよいときのSpO_2を把握しておく．バランス循環（単心室）や大きなVSD（左右シャントを増やし，肺うっ血が増悪する）の乳児に酸素投与するときには注意する．SpO_2目標はその患児の通常の範囲とする（バランス循環では通常60～90%）．VSDで肺疾患（細気管支炎など）を併発した場合にはSpO_2 88～92%が適切である．
- 早産児（32週未満）ではSpO_2>88%を維持し，96%以上にはしない．
- Respiratory Distress Score（RDS）(p.56参照)を用い，酸素療法中の患児を評価する．RDS>8ならより高いレベルの呼吸補助（ハイフローネーザルカニュラやCPAP）の必要性を検討し，PICUレジストラーやフェロー，コンサルタントに相談する．

3.2 酸素療法-ハイフローネーザルカニュラ
oxygen therapy-high flow nasal cannula

加湿ハイフローネーザルカニュラ酸素療法は，鼻咽頭チューブCPAPと同様に，以下のような状況の場合に適応となる．

- 細気管支炎，肺炎，気管支喘息，うっ血性心不全による重度の呼吸窮迫
- 通常の経鼻カニュラ酸素投与（乳児で2 L/min，1歳以上で4 L/min）で低酸素血症（SpO_2<90％）
- 抜管後呼吸サポート
- マスクCPAPやBiPAPからの離脱時
- 神経筋疾患の小児への呼吸サポート
- 未熟性による無呼吸

機 器

- 酸素と空気，ブレンダー
- フローメーター
  - <10 kg：通常の0〜15 L/minのフローメーター
  - >10 kg：100 L/minまで供給できるフローメーター
- 加湿器
- 加湿器に接続する回路
  - <10 kg：小容量回路
  - >10 kg：成人回路
- 加湿回路につなぐ経鼻カニュラ
  - 新生児，満期：乳児カニュラ（鼻孔のサイズに合わせる）
  - 乳児と10 kgまでの小児：小児カニュラ
  - 10 kg以上の小児：成人カニュラ

管理方法

コムフィールとテープで経鼻カニュラを固定し，鼻孔にしっかり収まるようにする．以下の設定で開始する．

流量：

体重10 kgまでは2 L/kg/min（例：6 kg=12 L/min，8 kg=16 L/min，10 kg=20 L/min）

3.2 酸素療法-ハイフローネーザルカニュラ

体重 10 kg 以上は 20 + 0.5 L/kg/min（例：16 kg = 20 + 3 = 23 L/min, 30 kg = 20 + 10 = 30 L/min, 40 kg = 20 + 15 = 35 L/min, 60 kg = 20 + 25 = 45 L/min）.

乳児へ 2 L/kg/min 投与すると，PEEP は 4〜8 cmH$_2$O となる.

10 kg 未満の児には目標の流量で始め，10 kg 以上の児には 6 L/min で始めて数分かけて目標流量に増やし，患児が高流量に慣れるようにする.

F$_I$O$_2$：常にブレンダーを使用し，決して 100% 酸素を直接使わない.

細気管支炎で呼吸窮迫がある場合には F$_I$O$_2$ 50〜60% で開始する. チアノーゼ性心疾患でバランス循環の患児には低い F$_I$O$_2$（21%〜25%）が必要となる場合がある.

SpO$_2$ 目標は 93〜98% とし，これを達成する最低の F$_I$O$_2$ を使う. チアノーゼ性心疾患でバランス循環の場合には 75〜85% を目標とする.

加湿：高流量を使うので，加温加湿が必要．加湿器を「invasive」の 37℃ に設定.

大部分の患児は経鼻胃管が必要である.

心拍数，呼吸数，SpO$_2$，呼吸努力を観察（後述の Respiratory Distress Score を使う）．もしも 2 時間以内に SpO$_2$ > 90%，心拍数と呼吸数が 20% 低下，あるいは正常範囲まで持ち直したら，さらなる呼吸サポート（鼻咽頭チューブ CPAP や気管挿管）はおそらく必要ない.

Respiratory Distress Score > 8 ならば，さらに高いレベルの呼吸サポートの必要性を検討し，PICU フェローやコンサルタントに相談する.

Respiratory Distress Score をハイフローネーザルカニュラや酸素療法中の患児の評価に用いる.

Respiratory Distress Score

	低酸素血症	胸壁陥没	呼吸音（聴診器なし）	呼吸音（聴診器）	呼吸数/分	心拍数/分
軽度=1	軽度低酸素血症 SpO_2 90〜93%	ない，あるいはわずか	ない，あるいはわずかな音	聴診上良いエア入り，喘鳴少し	<40	<140
中等度=2	中等度低酸素血症 SpO_2 85〜90%	中等度の胸壁陥没	間欠的な呻吟 and/or 鼻翼呼吸	中等度に減少したエア入り，喘鳴と少しのラ音	40〜60	140〜170
重度=3	重度低酸素血症 SpO_2<85%	著しい胸壁陥没，胸骨上窩陥没	持続的な呻吟，喘鳴，鼻翼呼吸	全体に広がるラ音，エア入り減弱	>60	>170
スコア/18						

乳児にハイフローネーザルカニュラで高い F_IO_2 が使われている場合には，高二酸化炭素血症性呼吸不全が進展していても酸素飽和度は保たれていることがあることに留意する．

F_IO_2 調整と離脱

F_IO_2 を下げても，流量は PEEP によるサポートが必要なくなるまで下げないようにする．

<10 kg 未満の乳児>

- 最初のステップは F_IO_2 を 40% 未満に下げること（通常は最初の 1〜2 時間以内）．
- 呼吸窮迫が改善したら，通常の低流量 100%酸素（1〜2 L/min）に変更するか，酸素療法を止める．

<10 kg 以上の患児>

- F_IO_2 を 40% 未満に下げる（通常は最初の 1〜2 時間以内）
- ハイフローネーザルカニュラの適用理由が改善し，F_IO_2 40%で

安定していれば，通常の低流量（F_1O_2 100%で1〜2 L/min. 年長児では4 L/min まで）経鼻カニュラへ，あるいは患児が好むならばマスク酸素へと変更する．
- ゆっくりとハイフローネーザルカニュラから離脱する必要はなく，加湿ハイフローネーザルカニュラから通常の低流量へとすぐに切り替えてよい．

酸素化のグラフ

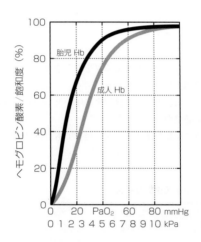

3.3 気管チューブ
endotracheal tubes

10歳未満:経鼻気管チューブを用いる(頭蓋底骨折の可能性や凝固異常がある場合を除く).

10歳以上:経口気管チューブを用いる(経鼻チューブを用いる特別な理由がない限り).

ほぼすべての小児に,マイクロカフが付いた気管チューブを用いる(クループ患児を除く).

- 気管チューブ挿入時にもしもリークが聞こえなければ,細い気管チューブに入れ替える.
- リークが聞こえたら,パイロットバルーンから空気を注入して,リークがなくなるところまでカフを膨らませる.カフに入れた空気の量を経過表に記録しておく.
- マイクロカフ気管チューブは,カフ圧が低いため,頻繁にカフの空気を抜く必要がなくなった.
- 意図的にカフを膨らませていない場合でも,カフ内に空気が取り込まれ得ることに注意する.

ラリンジアルマスクのサイズ

サイズ 1	<5 kg	サイズ 3	30〜50 kg
サイズ 1.5	5〜10 kg	サイズ 4	50〜70 kg
サイズ 2	10〜20 kg	サイズ 5	70〜100 kg
サイズ 2.5	20〜30 kg	サイズ 6	>100 kg

胸部理学療法の適応

- 明確に効果がある:分泌物多量な慢性疾患:囊胞性線維症,気管支拡張症,慢性気管炎.
- おそらく効果がある:人工呼吸患児で肺葉性無気肺がある.バイブレーションとパーカッションよりも,バギングと吸引の方が効果的.
- 効果があるかもしれない:心臓外科術後に無気肺のための深呼吸運動.バイブレーションとパーカッションはおそらく有害.
- 効果がなく,有害かもしれない:肺炎,細気管支炎,気管支喘息急性期.

3.4 人工呼吸
ventilation

胸部挙上が視認できる1回換気量,あるいはPIPから始め,15分後に血液ガスを測定してPaCO$_2$やPaO$_2$値によって呼吸器を調整する.

患児が15 kg未満ならば,圧制御換気をすべきである.

もしも肺疾患があるならば,頭部外傷がない限りは低換気療法を用い,またF$_I$O$_2$<0.5を目指して医原性肺損傷を避ける.

ガス交換は,乳児では健常な肺が上位にあるとき,成人では下位にあるときにより良い.

1回換気量と気道内圧が小さく済むため,トリガーを行ったほうが快適である.

機器の死腔が最小限であることを確認する.

小さな患児には,事故抜管を避けるために軽いチューブを用いる.大きな患児に小さなチューブを用いない.

容量制御換気を用いるときには最大吸気圧を記録し,圧制御換気の際は1回換気量を記録する.圧規制容量制御の際は,肺コンプライアンスに関する情報があまり得られない.

ヘッドボックス酸素:最低ガス流量2〜3 L/kg/min.

呼吸数:新生児 30〜60回/分,6か月 25〜30回/分,1〜5歳 20〜25回/分,5〜12歳 15〜20回/分,12歳以上 12〜15回/分.

A-aDO$_2$ = P$_A$O$_2$ − PaO$_2$ = ((Pbar − Pwater) × F$_I$O$_2$) − (PaCO$_2$/0.8) − PaO$_2$. 通常は A-aDO$_2$ = (716 × F$_I$O$_2$) − (PaCO$_2$/0.8) − PaO$_2$. 小児<10 mmHg, 成人>15 mmHg, 高齢者>40 mmHg.

MAP = ((PIP × IT) + (PEEP × ((60/RR) − IT)))/(60/RR).

(PIP:最大吸気圧,IT:吸気時間,RR:換気回数)

Oxygenation index (OI) = MAP × F$_I$O$_2$/PaO$_2$.

Ventilation index (VI) = PCO$_2$ × RR × PIP/1,000.

ウィーニング

乳児は通常,換気回数5回から抜管し,CPAPの時間は不要である.

乳児期前半で3日を超えて挿管されていた患児には,抜管後しばしば鼻咽頭CPAPが必要.これは特に心臓血管術後の新生児にあて

第3章　呼吸器

はまる．ウィーニングは，ゆっくりと補助圧や IMV 回数を下げるのではなく，通常は IMV 回数を速やかに 5/分まで下げる（適応があればその後抜管）．

BIRD VIP GOLD VENTILATOR（人工呼吸器の一種）

＜4種類のモード＞

Control：呼吸器は設定された圧あるいは1回換気量を，設定された吸気流量と換気回数にて供給する．補助換気感度がオフであれば，機械による呼吸の合間は呼吸補助されない．筋弛緩下の患児にのみ適している．

Assist-control：設定した換気回数によって決定された時間内にトリガーしない場合，設定された圧あるいは1回換気量を供給する．呼気時間中に，トリガーするのに充分な呼吸努力があれば，補助呼吸が供給される．トリガーされると換気間隔はリセットされる．

SIMV：機械による換気は，前の換気間隔中に設定されたトリガー感度レベル以上の吸気努力がない場合にのみ供給される．換気間隔中の最初のトリガーにより補助換気がなされる（設定された換気量，あるいは圧で）．その換気間隔中にさらにトリガーがあった場合には Pressure support が供給される（もしもオフならサポートなし）．換気が始まっても換気間隔はリセットされない．

CPAP：患児がすべての換気を行う．Pressure support 機能を用いれば吸気が補助される．自発呼吸がある患児にのみ適用する．

＜5種類の呼吸補助様式＞

TCPL（time cycled, pressure limited）：設定された吸気流量で，設定された吸気圧を設定された時間（I time），供給する．患児の肺コンプライアンスや気道抵抗の変化によって1回換気量は変化するため，換気量は保証されない．

　Termination sensitivity：TCPLにおいてのみ作動する．Termination sensitivity を有効にすると，ピークフローの5～25%，あるいはタイムサイクル（換気回数は設定吸気時間による）の早いほうで吸気が終了する．

Pressure control（PC）：設定された吸気圧を設定された時間維持するために吸気流量を自動調整する（TCPLとの違いは，呼吸器が吸気流量を自動調整する）．換気量は保証されない．

Volume control（VC）：1回換気量，換気回数と吸気流量を設定する．肺コンプライアンスと気道抵抗によって圧は様々である．

Volume assured pressure support：圧補助と1回換気量保証を組み合わせたもの．モードを設定（AC あるいは SIMV）し，換気回数，トリガー感度，吸気圧を設定する．ダイアルを VAPS に合わせて1回換気量を調整する．高吸気圧アラームを，吸気圧の5～8 cmH$_2$O 上に設定する．最大1回換気量に達すると吸気が終了する．

Pressure support（PS）：自発呼吸に合わせて圧補助を行う．呼吸は常に患児が始める．トリガー感度を設定する．プレッシャーサポートレベルを設定する（PEEP に加えて）．

＜トリガー感度＞

圧トリガー：1～20 cmH$_2$O

フロートリガー：乳児フローセンサーは 0.2～3.0 L/min を検出する．回路の Y 字部と気管チューブの間に配置する．小児フローセンサーは 1～5 L/min を検出する．呼気バルブと患児の呼吸器回路との間に配置（TCPL 以外のすべてのモード）．

AVEA VENTILATOR（人工呼吸器の一種）

VIP Gold と同じモードに加え，以下の機能をもつ．

APRV-Biphasic：Airway pressure release ventilation. BiPAP と同様に，患児は2つの圧レベルで自発呼吸ができる．time high と time low, pressure high と pressure low, Pressure support を調整．

Flow cycle：流量が設定した値（最大流量の何％か）に減ったときに TCPL や PC を終了する．

Volume limit：換気量が設定値に達したときに圧制御換気を終了する．

Inspiratory rise：強制換気の間の圧上昇スロープを決める（TCPL では作動しない）．

Bias flow：各呼吸間の回路内ガス流量を設定．

Pressure trigger：設定圧の分 PEEP を下回ると，強制換気やプレッシャーサポートをトリガーする．フロートリガーか圧トリガーかを選ぶ．

HIGH FREQUENCY OSCILLATORY VENTILATION(HFOV)

乳児：MAP 18～25，8～15 Hz，delta-P 30～40 cmH_2O，IT 33%．
小児：MAP 20～30，6～12 Hz，delta-P 40～60 cmH_2O，IT 33%．
思春期～成人：MAP 25～40，4～6 Hz，delta-P 50～90 cmH_2O，IT 33%．

通常，SpO_2 80～85%が適切である．酸素化改善のためにはMAPかF_1O_2を上げるが，$F_1O_2<0.5$を目指す．MAP調整のために胸部エックス線で評価する（虚脱や過膨張を防ぐ）．

換気を改善する（PCO_2を下げる）ためにはfrequency（Hz）を減らすかアンプリチュード（delta-P）を増やす．通常，frequencyを5 Hz以下にしない．

ACUTE RESPIRATORY DISTRESS SYNDROME (ARDS：急性呼吸窮迫症候群) への対応

人工呼吸は少ない1回換気量(6～8 mL/kg)，吸気圧＜30 cmH_2O，PEEP 8～10 cmH_2O，$F_1O_2<0.5$から始める．

脳損傷がなければ，PCO_2 60～80 mmHgを許容範囲とする（これが肺高血圧から心不全を引き起こさなければ）．

SpO_2 80～85%は，大部分の患児に適切である．

虚脱肺胞のリクルートのためにPEEPより5～10 cmH_2O高い圧を15～30秒用いる．

モルヒネ，ミダゾラムあるいはジアゼパムで鎮静する．患児がトリガーする換気をまず試し，もしも血液ガス所見が悪ければ筋弛緩薬を投与する．それでも効果に乏しい場合はHFOVを試みる．BALを施行し，抗菌薬投与を始める．中心静脈ラインと動脈ラインを挿入し，エコーで心機能と肺高血圧を評価する．一酸化窒素吸入療法（NO）を考慮（もしも，30分後に反応がなければ中止する）．しばしば強心薬が必要．経腸栄養（空腸チューブがしばしば必要となる），あるいはTPNを投与．乏尿が24時間以上，高いカリウム値，あるいはクレアチニン0.4以上であれば血液ろ過を行う．

3.5 気管切開チューブ交換
tracheostomy change

安全な気管切開チューブ交換の鍵となるのは事前の準備である.交換が困難なときには一連の試みの合間にバッグマスクで換気して,低酸素血症を防ぐ.

手技開始前に必要な物品:口咽頭エアウェイ,吸引,新しい気管切開チューブとひとまわり小さいサイズの予備の気管切開チューブ,潤滑剤,ダイレーター,ガイドに使える柔らかいチューブ(胃管や吸引カテーテルの近位端を切除したもの).

手技の手順
1. 丸めたタオルか枕を肩の下へ置き,頚部が伸展するポジションにする(頭の下には置かない).頭頚部と体が一直線となるようにする.新しい気管切開チューブに潤滑剤を塗る.
2. チューブ交換の前に気管内吸引を行う.
3. 気管切開チューブのテープを外す.
4. 100%酸素で少なくとも5回換気し,肺内を酸素で満たす.
5. 古い気管切開チューブから柔らかいカテーテルを気管分岐部まで進めてガイドとする.
6. 古い気管切開チューブを抜き,ガイドが気管内にあることを確認する.
7. 新しい気管切開チューブをガイドに通して気管内へと進め,ガイドを抜く.
8. 100%酸素でバギング.
9. 気管切開チューブを再固定する.

気管切開チューブ交換が難しいときの行動
1. もしも切開孔が縮んでいるならば,ダイレーターが助けとなるかもしれない.その代わりに,徐々に広げていく方法もある(例えば,初めは小さな気管チューブを用い,徐々に気管チューブサイズを大きくしていく).
2. 絶対に低酸素血症は避ける.気管切開部位より遠位側に閉塞が

ない限り,バッグマスクによる換気ができることを覚えておく(換気時には介助者が指で気管切開孔を塞ぐ).患児がチアノーゼを呈している場合は新しいチューブを入れることにこだわらない.チアノーゼが改善するまでバッグマスク換気を行い,その後,新品もしくは小さなチューブの挿入を試みる.もしも気管切開チューブが挿入できなければ,最後の手段として経口気管挿管が必要かもしれない.

3.6 気管切開チューブと針, カテーテルのサイズ
tracheostomy, needle and catheter sizes

カフなし気管切開チューブサイズ

	ポーテックス			シャイリー			ビボナ		
	内径	外径	長さ*	内径	外径	長さ*	内径	外径	長さ*
早産	—	—	—	—	—	—	2.5	4.0	30/38
満期	3.0	4.2	35	3.0	4.5	30/39	3.0	4.7	32/39
6か月未満	3.5	4.9	39	3.5	5.2	32/40	3.5	5.3	34/40
1歳	4.0	5.5	43	4.0	5.9	34/41	4.0	6.0	36/41
2〜3歳	4.5	6.2	46	4.5	6.5	36/42	4.0	6.0	36/41
4〜5歳	5.0	6.9	50	5.0	7.1	44/50	4.5	6.7	42
6歳	5.0	6.9	50	5.5	7.7	46/52	5.0	7.3	44/60
8歳	6.0	8.2/9.2	55/65	6.0	8.3	54	5.5	8.0	46
10歳	6.0	8.2/9.2	55/65	6.5	9.0	56	6.0	8.7	70
12歳	7.0	9.6/10.5	65/70	6.5	9.0	56	6.5	9.4	70
14歳	7.0	9.6/10.5	65/70	5.0	9.4	65	7.0	10.0	80
16歳	7.5	10.3/11.3	71/73	6.4	10.8	76	7.5	10.4	80
成人	8.0	11.0/11.9	76/76	6.4	10.8	76	8.0	11.0	88
成人	8.0	11.0/11.9	76/76	7.6	12.2	81	8.5	11.8	88
成人	9.0	12.3/12.3	87/81	7.6	12.2	81	9.0	12.3	98
成人	10.0	13.7/14.0	98/88	8.9	13.8	81	9.5	13.3	98

*気管切開部中央からチューブ先端までの距離

針とカテーテルのサイズ

外径 mm	針 SWG	カテーテル FG, FR, CH	外径 mm	針 SWG	カテーテル FG, FR, CH
0.32	30	1	3.0	—	9
0.43	27	—	3.3	—	10
0.51	25	—	4.0	8	12
0.61	23	—	4.7	6	14
0.67	—	2	5.3	—	16
0.81	21	—	6.0	4	18
0.91	20	—	6.7	—	20
1.0	—	3	7.0	2	—
1.3	18	4	7.3	—	22
1.6	16	5	8.0	1/0	24
2.0	14	6	8.7	2/0	26
2.3	—	7	9.3	3/0	28
2.7	12	8	10.0	—	30

SWG=Standard Wire Gauge=British Imperial Gauge
=20−20 (log of external diameter)
FG=FR=French=Charriere (CH)=3×外径 (mm)

3.7 気管支肺胞洗浄
bronchoalveolar lavage（BAL）

器　具

Combicath，10 mL シリンジ，はさみ，0.9％食塩水，マスク，手袋，帽子．

患児の剣状突起から耳珠，そこから折り返して気管チューブの端までの距離を測る．もしも距離が 35 cm 未満ならば短い Combicath を，35 cm 以上ならば長い Combicath を用いる．

手　技

1. 清潔操作で行う（手洗い，手袋，マスク，帽子）．
2. 患児を事前に酸素化する．
3. 気管チューブ内に Combicath を丁寧に，それ以上進まなくなるまで進める．
4. 白色の外筒をその状態に保ったまま透明な内筒を 0.5 cm 引き抜いて，溝が付いた 5 cm のストッパー（白色外筒の近位端と透明な内筒の近位端の間にある）を取り除く．
5. 内筒を丁寧に，それ以上進まなくなる（ウェッジする）まで気道内に押し戻す．内筒をその位置に保ったまま白色外筒を 5 cm ほど抜く（内筒近位端のルアーフィットまで）．
6. 内筒を丁寧にその位置に保ったまま，10 mL シリンジを使って 1 mL/kg（最大 10 mL）の 0.9％食塩水を 5 秒間で注入し，丁寧に 10 秒間吸引する．
7. 吸引を止める．気道分泌物の汚染を避けるために，内筒をウェッジしているときのみ吸引する．
8. 吸引を止めた後，外筒をしっかりと持ち，内筒を 5 cm ほど（内筒内の金属チューブ端が見えるまで）引き抜く．
9. Combicath 全体（外筒と内筒）を引き抜く．
10. 外筒の端を清潔綿で拭き，外筒の遠位端 1 cm を清潔はさみで切る．
11. 内筒を再び押し進め，患児内にあったその先端を外筒より先に出す．
12. 0.9％食塩水を内筒に 1 mL 注入して検体を採取する．
13. 検体にラベルを貼り，グラム染色や培養，その他必要な検査に提出する．

3.8 クループ
croup

　症状としては高い音の吸気性喘鳴と嗄声，犬吠様咳嗽で，通常，上気道感染を伴う．鑑別診断には喉頭蓋炎，異物，後咽頭・扁桃周囲膿瘍，喉頭軟化症，血管腫，声門下狭窄が挙げられる．

　軽度なときは患児が落ち着かないときのみ吸気性喘鳴が現れる．より重篤な場合は安静時にも吸気性喘鳴がある．しかし，吸気性喘鳴の大きさは重症度の指標にはならない．気道狭窄が重度なときには顕著な吸気時の胸骨上・肋間・肋骨弓下軟部組織陥凹を認める．非常に重度な場合にはチアノーゼが出現し，吸気量が減少し，吸気時と呼気時の軽度な喘鳴となる．

クループへの対応

1. デキサメタゾン 0.6 mg/kg 筋注，あるいは静注し，その後，プレドニゾロン 1 mg/kg 8時間毎静注，あるいは経口，胃管投与．
2. 寒さによるストレスを避けるため，暖かい部屋で着衣させ，極力そっとしておく．
3. 1%アドレナリン（L異性体）0.05 mL/kg/回を4 mLに溶解し吸入，あるいは 0.1% 0.5 mL/kg/回（最大6 mL）を必要に応じて吸入させる．PICU外でアドレナリンが投与されるときには医師がその場にいなければならない（アドレナリンが危険だからではなく，アドレナリンが必要＝重度の気道狭窄を示唆するため）．
4. 病棟でアドレナリンを投与されたすべての患児は集中治療医による診察を受け，PICU入室を考慮すべきである．前回の吸入から3時間以内に再吸入が必要と思われたら，吸入前に集中治療医の診察を受けるべきであり，もしも吸入が必要であったならば，PICU入室すべきである．もしも集中治療医がすぐに診察できないときには，吸入してPICU入室する．
5. PICUではデキサメタゾンが効果を発揮するまでの間，アドレナリンを1〜2時間毎に吸入してよい．
6. 気管挿管を決定した場合を除き，酸素を投与しない（酸素投与が完全気道閉塞が迫っている徴候を隠してしまうかもしれない

ため)．蒸気やミスト治療も行わない．

7. 重度の狭窄があるかアドレナリン吸入の効果が乏しければ，気管挿管すべきである．患児が疲弊してしまったり，非常に重度な狭窄に至るまで待ってはならない．保護者の上に座らせ，フェイスマスク（4 L/minの100%酸素）を患児の近くに持ってもらうのはしばしば効果的である．徐々にセボフルランを導入し，1〜2分で6%まで増やす．患児が眠ったら，体勢を横にしてマスクをしっかりフィットさせ，下顎挙上し，もしも必要ならば吸気時に優しく陽圧を加える(腹部膨満に注意)．クループ患児が適切な麻酔深度に達するまで6%セボフルランで5〜10分かかる．可能であれば，呼気炭酸ガスとセボフルラン（目標4.5%）をモニターする．麻酔の副作用として，無呼吸とアテトーゼ様あるいはてんかん様運動が起こり得る．軽度の脱水でさえも，血管拡張により低血圧となり得るので，末梢静脈ラインを確保して10〜20 mL/kgの0.9%食塩水を素早く投与する準備をしておく．吸入麻酔薬が使えないときにはケタミン5〜10 mg/kgとアトロピン0.02 mg/kg筋注を考慮する．

8. 通常よりも0.5〜1 mm細い気管チューブで経口気管挿管を行う．例えば12〜23か月の小児であれば，3.0か3.5 mmの気管チューブを用いる．大部分の患児では挿管後に多量の黄色分泌物を認めるが，これは細菌性気管炎を示唆しているわけではない．分泌物をすべて吸引するために，必要に応じて0.9%食塩水を滴下する．セボフルランを4.5%に減量し，自発呼吸を保てるように注意する（吸引後には短時間用手換気する）．

9. 充分吸引したら適切な麻酔深度を維持し，経口から経鼻挿管に入れ替える．

10. 末梢静脈ラインと経鼻胃管を挿入する．両上肢を腋窩から手首までしっかり固定する．これは非常に注意深く行うこと．次に患児を覚醒させる．搬送に必要な場合を除いて鎮静薬は投与しない．

11. 気管チューブに加湿器（人工鼻）をつける．多量の粘稠な喀痰による気管チューブ閉塞を防ぐために，注意深く頻繁に吸引する必要がある．

12. 気管チューブ周囲のリークが出現するか，24〜36時間（2歳以

上),36〜48時間(2歳未満)経過したら抜管する.インフルエンザや単純ヘルペスによるクループでは,もう少し長く気管挿管が必要である.
13. 抗菌薬は投与しない.例外は細菌性気管炎であるが,非常にまれである(グラム染色で単種類の多数の細菌を認め,培養でも検出される).ルーチンに気管吸引分泌物を培養しない.
14. クループの95%は5日目までに改善する.上気道閉塞が5日間を超えて続く場合や,典型的なクループ(上気道症状を伴う)でない場合,あるいはどの段階でもチアノーゼがある場合には胸部エックス線を撮り,他の鑑別診断(声門下狭窄や喉頭横隔膜症,上縦隔腫瘍,vascular sling)がないかどうか見直す必要がある.

第 3 章　呼吸器

3.9　喉頭蓋炎
epiglottitis

喉頭蓋炎は危険である．なんの予兆もなく突然気道の完全閉塞をきたし得る．

通常，低調な吸気性喘鳴と発熱をきたし，口を開けて流涎を伴い坐位でいる具合の悪い児をみたら喉頭蓋炎を疑う．咳嗽があるならそれは通常，単に口から唾液を出すためで，クループ患児のような犬吠様咳嗽はない．

喉頭蓋炎の発症は近年，まれである．このため，喉頭蓋炎が起こったときに診断が見逃されたり，管理が不適切となる危険が増している．ほぼすべての症例は，*Haemophilus influenzae* type b が原因菌であるが，近年，他の微生物（例えば黄色ブドウ球菌やA群溶連菌）や，他の喉頭蓋損傷・炎症が原因である症例がある．

喉頭蓋炎への対応
喉頭蓋炎を少しでも疑うときには直ちに PICU コンサルタントに連絡する．以下に対処法を示す．

1. 患児を横にしない．
2. 咽頭の診察をしない．
3. セフトリアキソンを2回投与する．100 mg/kg 筋注あるいは静注，それから 50 mg/kg を 24 時間後に投与．黄色ブドウ球菌を疑う場合は flucloxacillin（日本ではセファゾリン）も投与する．
4. ステロイドやアドレナリンは有効でない．
5. 喉頭蓋炎の大部分の患児には気管挿管が必要になるが，難しい手技となり得る．自分で気管挿管を試みる前に，まずは上級者（エキスパート）に助けを求める．治療は，クループと同様の手技を行う．深麻酔を達成し，肩枕をせず，輪状軟骨を圧迫して多量の唾液吸引に備える．もしも気管チューブが声門下でつかえたら，頸部を屈曲して気管チューブを長軸に沿って回しながらそっと気管内に押し進める．PICU コンサルタントへ知らせることなく挿管しないこと．
6. アセトアミノフェンは投与しない．解熱したら抜管する（通常 12〜24 時間後）．

3.10 細気管支炎
bronchiolitis

症状としては,24か月未満の小児における上気道感染に伴う最初の喘鳴,無呼吸や呼吸窮迫である.可能であれば隔離する.

細気管支炎への対応

1. ケアの頻度をできるだけ少なくする.
2. 平温環境とし,乳児は暖かい部屋で通常通りの着衣(帽子も)とする.
3. SpO_2<92%であれば,経鼻カニュラで酸素投与する.PICU入室が必要なほど重度の呼吸窮迫であれば,ハイフローネーザルカニュラで加湿酸素を投与する.
4. 酸素投与やハイフローネーザルカニュラにもかかわらず重度な呼吸窮迫や低酸素血症がある場合を除いて,経鼻胃管で経腸栄養を与える.最初の24〜48時間の維持輸液は1 mL/kg/hrとし,血糖値を測定する.人工呼吸管理時を除いて,動脈ラインは必要ない.
5. 入室時に胸部エックス線を撮るべきだが,毎日は必要ない(増悪時を除く).
6. ハイフローネーザルカニュラ管理で患児が疲弊してきたら,鼻咽頭CPAP(NCPAP)6〜12 cmH$_2$Oを開始する.
7. もしもNCPAPで患児が疲弊してきたら,気管挿管と人工呼吸管理を考慮する.その際にはPCO_2 60〜80 mmHg(pH 7.10〜7.20)が適切なことがある.「気管支喘息」の人工呼吸管理(p.75)を参照.
8. ルーチンに抗菌薬を投与すべきでない(Bilavsky, Ped Inf Dis J 2008;27:269-70).もしも好中球I/T比が高い,あるいはプロカルシトニン2 ng/mL以上のときには培養採取の上でアンピシリン+/-ゲンタマイシン投与.無呼吸を伴う乳児では,血糖値を測定する.もしも無呼吸,発熱があり,プロカルシトニンが2 ng/mL以上で安全にできる状態ならば,髄液検査を考慮する.
9. 重度の細気管支炎では,アドレナリン吸入とデキサメタゾンが

有効な場合がある．1％アドレナリン（0.05 mL/kg を計 6 mL に希釈）吸入，デキサメタゾン 0.6 mg/kg を単回投与し，その後はプレドニゾロン 1 mg/kg，8 時間毎に投与．アドレナリン吸入は換気血流比を増悪させることがあり，頻脈の原因ともなるため，注意深く観察して副作用出現時には中止する．

3.11 気管支喘息
asthma

このガイドラインは，PICUにおける重症喘息のためのものである．PICU入室の必要性は，血液ガスではなく，患児の臨床状況と治療への反応によって判断する．

特に治療に反応の悪い呼吸窮迫のある乳児である場合は，気管支喘息以外の診断を考慮する．高用量のサルブタモールは，もしも末梢気道閉塞がなければ有害である．もし喘鳴がわずかであり，著明な頻拍，頻呼吸，低カリウム血症，乳酸アシドーシスを呈している場合にはサルブタモールによる副作用を考慮する．

胸部エックス線を撮影する．抗菌薬が必要なことはまれである．人工呼吸中の気管支喘息患児，あるいはすぐに人工呼吸が必要になりそうな患児に関してはPICUコンサルタントに報告する．

管 理

1. 酸素：低酸素の呼吸ドライブを失うことは小児にとっては脅威でなく，死因は低酸素である．それゆえ高濃度酸素を投与する．もしネブライザーを使用する場合は100%酸素を用いる．

2. サルブタモール吸入：PICU以外では，サルブタモールはスペーサーを用いるのが最もよい．PICU入室が必要なほど重篤な患児の場合には加湿ネブライザーに100%酸素を用いる．
0.5%（5 mg/mL）サルブタモールを6 mLネブライザーへ入れる（残り2 mLとなったところで継ぎ足す）．
2歳未満：酸素 10～12 L/min
2歳以上：酸素 8 L/min
もしもサルブタモールがない場合には，1:1,000（0.1%）アドレナリンを用いる．

3. イプラトロピウム（アトロベント）：250 μg/mL．サルブタモールネブライザーに1 mLを20分ごとに3回加え，その後4時間毎に投与する．

4. メチルプレドニゾロン静注：1 mg/kg/回を6時間毎，24時間投与する．その後は12時間毎に24時間投与し，以降は1日1回とする．

5. アミノフィリン：もしもテオフィリン製剤を使用中でなければ，ローディング用量 10 mg/kg を 1 時間かけて投与後，持続静注を開始する．サルブタモールとアミノフィリンは異なる静脈ラインを使用する．テオフィリン濃度を 12 時間後，その後 1 日 1 回測定（治療域 60～110 mmol/L）する．

6. 硫酸マグネシウム 50%：0.1 mL/kg（50 mg/kg）を 20 分かけて静注し，0.06 mL/kg/hr（30 mg/kg/hr）で投与し，血清マグネシウムレベルを 1.5～2.5 mmol/L に保つ．

7. 重症の気管支喘息とアナフィラキシーは増えてきており，死の危険がある．もしも気管支喘息発作の患児に食物関連アレルギーやアナフィラキシーの既往歴があったり，アレルギー反応の徴候（じんま疹，低血圧，顔の浮腫など）があったりしたらアドレナリンを投与すべきである．その場合は，1：1,000 アドレナリン 0.01 mL/kg を筋注し，5 分後に適切な反応がなければ再投与する．アドレナリンを 2 回筋注後にも症状があれば，アドレナリン持続静注を開始する（**溶解方法や末梢静脈ラインからの投与は，「アナフィラキシー」の項 (p.27) を参照**）．

8. 静注サルブタモール：サルブタモール吸入に加えて投与する．5 μg/kg/min で 1 時間投与し，その後 1 μg/kg/min とする．低カリウム血症と乳酸アシドーシスを生じていないか，少なくとも 6 時間毎に検査する．

9. 気管支喘息小発作の患児が多量の交感神経作用薬を投与されると，重度の乳酸アシドーシス（しばしば高血糖を伴う）を生じることがある．このアシドーシスが多呼吸の原因となり，気管支喘息の症状と誤解され，さらに交感神経作用薬を投与され得る．もしも最小限の肺の過膨張で重度のアシドーシスがあるならば，交感神経作用薬の投与量を減らす．

10. もしも低血圧や中心静脈圧低値のために必要であれば，0.9%食塩水 10 mL/kg を急速投与する．維持輸液は 4%ブドウ糖＋0.9%食塩水＋KCl 60 mmol/L を 2 mL/kg/hr（1～9 歳），1.5 mL/kg/hr（10～16 歳）に制限する．血糖値を 6 時間毎に測定する．

11. 気管挿管されていない気管支喘息の小児を鎮静してはいけない．

12. 陽圧は気管支喘息に有用かもしれないが，気胸の危険性を高め

る.ハイフローネーザルカニュラによる治療やCPAPが効果的な患児もいるが,そのために$β_2$刺激薬(吸入や静注)や他の適切な治療を中断すべきではない.気管挿管の適応は,100%高流量酸素と適切な気管支拡張療法(+/-ハイフローネーザルカニュラやCPAP)にもかかわらず,重度の低酸素症や重度の呼吸窮迫による疲弊の徴候を呈する場合である.

13. もしも気管挿管が必要な場合の導入はチオペンタール2~3 mg/kgとベクロニウム静注,輪状軟骨圧迫を用いる.1~9歳では換気回数毎分16~20回,吸気時間0.8秒,PEEP 7で圧制御換気とする.胸郭の動きを注意深く観察し,PCO_2 60~100 mmHg, pH 7.10~7.20を目標とする.ケタミン10~20 µg/kg/minで鎮静し,ベクロニウムを12時間以内,あるいはできるだけ早くに中止することを目標にする(ミオパチーの危険性があるため).内因性PEEPとガストラップの有無は,呼気終末に15秒間呼吸を止めることによって推定できる.
(内因性PEEP)=(通常呼吸呼気終末圧)-(呼気延長させた時の終末圧),(ガストラップの量)=(呼気延長させたときの1回換気量)-(通常の1回換気量).
もしもガストラップを疑うのならば,(a)呼気時間を増やす,(b)1時間に1回,酸素化した後に人工呼吸器を30~60秒外す.もしも重度のガストラップを疑うのならば,もっと頻繁に.気管チューブからの呼気ガス流の音を聞く.

14. 中心静脈圧を測定する.正常,あるいは高い中心静脈圧にもかかわらず低血圧の場合には,胸部エックス線(気胸や縦隔気腫)や心エコー(血管内容量を評価するために左房の大きさを指標にする)を考慮する.

15. PICU退室直前に急速に治療を中止することを避ける.1日1回のプレドニゾロン,6時間毎のアミノフィリン静注(1時間かけて)とともに,サルブタモールとイプラトロピウム吸入も一般病棟で続けてもよい.

3.12 肺炎/ARDS
pneumonia/ARDS

PICU 入室の適応
- 酸素投与にもかかわらず低酸素血症（SpO$_2$＜90％），あるいは重度な呼吸窮迫がある場合．
- 敗血症で低血圧を伴う，あるいは 40 mL/kg のボーラス輸液が必要な場合．

抗菌薬はベンジルペニシリンとゲンタマイシンが第一選択で，例外は黄色ブドウ球菌を疑うとき（flucloxacillin：日本ではセファゾリン）や異型肺炎（アジスロマイシン）．

マスクや経鼻カニュラによる酸素投与．

呼吸窮迫が続くときには，加湿ハイフローネーザルカニュラ療法，もしくは鼻咽頭 CPAP．

ハイフローネーザルカニュラでも重度の呼吸窮迫や低酸素血症が続くときは，気管挿管を行う．

肺炎の患児への挿管
肺炎の患児に挿管する必要がある場合，PICU コンサルタントへ連絡する．
- 心機能評価
- 酸素化増悪に対する準備（導入による de-recruitment）
- バギングしすぎに注意．
- 前酸素化，PEEP
- フェンタニル，ベクロニウム
- まず経口挿管で安定化させ，re-recruit，吸引，それから経鼻挿管へ入れ替え，経鼻胃管挿入．
- 分泌物による気管チューブ閉塞に注意．
- 胸部エックス線で気管チューブと経鼻胃管の位置，気胸がないことを確認．
- モルヒネ・ミダゾラムで鎮静し，鎮静ガイドラインに従う．

換　気

- PIP＜30
- PEEP 8〜10
- F_IO_2＜0.6
- I-time 1 秒
- 適切な呼気を確保（ガストラッピングに気をつける）

これらの設定で PaO_2＞60 mmHg, PCO_2 50〜70 mmHg, pH＞7.2 が達成できなければ筋弛緩，あるいは HFOV．

心不全の徴候（頻脈，心拡大，肝腫大）や心雑音があれば，心エコー，乳酸値と SvO_2測定．

膿胸や胸水のドレナージを施行する．

HFOV にもかかわらず治療抵抗性の低酸素血症には，V-V ECMO を考慮する．

膿　胸

超音波検査で膿胸を示唆する所見（胸水，隔壁，フィブリン塊）があることを確認し，肺に出血性の変化がないかどうかも確認する．

胸腔ドレーン，胸水を細菌検査に提出し，抗菌薬（flucloxacillin**（日本ではセファゾリン）**とセフォタキシム）+/− VATS（胸腔鏡補助下手術：治療初期，あるいは適切な抗菌薬投与 48 時間後に改善がない場合に行う）．

改善がみられない場合にはウロキナーゼの胸腔内投与を考慮するが，これは凝固障害がなく，肺出血がない場合のみ（必要ならば CT で確認）．

ウロキナーゼは 40,000 u を 0.9％食塩水 40 mL に溶解（1 歳以上），10,000 u を 0.9％食塩水 10 mL に溶解（乳児）し，これを 1 日 2 回（4 時間クランプ），3 日間だけ投与する．

ウロキナーゼ 6 回投与後も効果が不充分であれば追加投与を考慮するが，出血の合併症や凝固障害がない場合のみ行う．

ウロキナーゼで不快感があれば，ブピバカイン（0.25％溶液を 0.5〜1 mL/kg）を胸腔内に同時投与してもよい．

改善がなければ CT を撮り，耐性菌，結核の可能性を検討し，開胸術の適応について外科医と相談する．

第4章 心　臓

4.1　心臓-術後の問題点
cardiac-post operative problems

【循環器】
出　血
　術後には予想以上にドレーンへの出血が起こることがある．血性の出血であり，血漿液性でない．血液や血腫は胸腔内か縦隔内（タンポナーデ）にたまる．

原因：血小板減少，低血小板能・凝固因子の希釈あるいは消費，残存するヘパリン（術後早期），血管あるいは心臓の縫合から．

精査と治療：凝固異常の積極的な是正を優先する．心臓外科医に早めに連絡を取る．凝固，ACT，血算をチェックする．タンポナーデや血胸を考えて胸部エックス線，もしも徴候があれば心エコー．もしも血小板が15万以下であれば，10 mL/kgの血小板を投与する．ACTが120秒以上であれば，プロタミン0.5 mg/kgとFFP 10 mL/kgを投与する．フィブリノゲンが150 mg/dL以下であれば，クリオプレシピテートを投与する．最近までアスピリン投与されていた場合は，酢酸デスモプレシンを投与．再検し，正常化に努める．もしも出血が持続し，手術室へ戻さないのであれば，トラネキサム酸100 mg/kgを1時間かけて投与し，その後10 mg/kg/hrで持続投与する．心臓外科医に再開胸止血術の必要性を再度確認する．第Ⅶ因子の投与について，血液内科と相談する．

徐　脈
　相対的な徐脈はよく起こり得る．徐脈により心拍出量は低下する．

原因：低体温，房室ブロック，洞性徐脈，薬剤（βブロッカー，クロニジン，抗不整脈薬），急性期心筋機能低下，甲状腺機能低下．

精査と治療：体温，リズムと伝導系（心電図），薬剤をチェックする．同定された原因を治療する．もしも術後早期の相対的な洞性徐脈であれば，一時的ペーシングにより心拍出量を増加させる．

第4章 心　臓

冠動脈血流低下に伴う心筋虚血

モニター上で冠動脈血流低下に伴う心筋虚血が疑われた場合は，どのような場合でも精査をさらに行う．この場合は通常，解剖学的な問題が予想される．

原因：冠動脈の手術操作（スイッチ手術，ロス手術，ベントール手術），大動脈弁手術．冠動脈の圧迫（右室-肺動脈導管，肺動脈絞扼術），冠動脈異常．

精査と治療：心電図をとり，トロポニンIを測定する（手術直後では解釈が難しいが，判断の基準になる）．充分な冠動脈灌流圧があることを確かめる．PICUコンサルタントと心臓外科医に知らせる．状況によっては緊急的な介入が必要なことがある（胸骨開放，ECMO，手術室または心臓カテーテル室での処置）．

高い心房圧

原因：覚醒や痛み，コンプライアンスのない心房（総肺静脈還流異常症やShone複合での左心房），心筋の機能低下，房室弁狭窄あるいは閉鎖不全，房室伝導異常（JETや完全房室ブロック），血管内容量過多，タンポナーデ，緊張性気胸．

精査と治療：タンポナーデを見逃さないために以下の点に気をつける．高い心房圧，頻脈，脈圧の低下を伴う血圧低下．モニター上の数字が正しいかを確認する（トランスデューサー）．ラインが正しい位置にあることを確認する（胸部エックス線，圧波形）．充分な鎮静を行う．圧波形を確認する（完全房室ブロックではcannon波，房室弁狭窄では大きなa波，房室弁逆流またはラインの先端が房室弁上にあれば大きなv波を認める）．心臓の外にラインの先端があれば，圧は下がる．不整脈の有無を心電図で確認する．タンポナーデ，心筋収縮力低下が疑われる，または説明がつかないときは心エコーを行う．それにより同定された原因を治療する．血管内容量過多は利尿薬，血管拡張薬，慎重に瀉血などを行い治療する．

高血圧

一般的な原因：覚醒や痛み，不穏，脳卒中，血管収縮（薬剤，低体温）

よくある原因：大動脈縮窄術後や他の左室流出路修復術後，BCPS

術後,心移植後.

精査と治療:充分な鎮痛・鎮静であるか確認する.脳卒中を除外する.高血圧が持続する場合は,短時間作用型血管拡張薬(SNP 0.5〜3 μg/kg/min)を用いる.持続する高血圧は,禁忌(徐脈,心筋収縮不全,喘息)がなければ,短時間作用型βブロッカーで治療する.βブロッカー(エスモロール 50〜250 μg/kg/min)を使用する.血圧が安定してきたらボーラス投与の薬剤に変更する.

低血圧

原因:循環血液量不足,出血,低心拍出量症候群,血管拡張薬の使用,薬剤投与経路の問題(不充分なカテコラミン/血管収縮薬/血管拡張薬の急速投与).大動脈-肺動脈血流(シャント,MAPCA,動静脈瘻などを介して).アナフィラキシー.

精査と治療:低心拍出量症候群(LCOS)に対する治療に準ずる.異常な血管拡張に対しては,血管収縮薬を用いる(ノルアドレナリンを 0.05〜0.2 μg/kg/min で持続静注).もしも,大動脈-肺動脈血流がある場合は,肺血管抵抗を上昇させる(F_1O_2 0.21 にする,PEEP を 10 cmH$_2$O まで上昇させる,$PaCO_2$ を 45〜55 mmHg に上昇させる,Hb を 14〜16 g/dL にコントロールする).

低心拍出量症候群(LCOS)

術後の酸素運搬/消費のミスマッチ状態である.

臨床的なサイン:頻脈,血圧低下,末梢循環不全,乏尿.

検査マーカー:高乳酸値(上昇傾向または>4 mmol/L (36 mg/dL)),低い SvO_2 または $ScvO_2$(<60%),SaO_2-S(c)vO_2差の開大(>35%).

原因:術後の心筋収縮能低下,発熱,敗血症,不整脈,残存病変,循環血液量不足,タンポナーデ,肺高血圧症,薬剤投与経路の問題.

精査:診察,胸部エックス線を再検,12誘導(±心房)心電図,心エコー(心機能/残存病変/タンポナーデ),トランスデューサーのゼロ点合わせ,薬剤投与ラインのチェック,点滴ラインが開存しているか確認.

治療:充分な循環血液量を保ち,前負荷を最適化する.循環血液量

不足を避ける．もしも血管収縮しているならば，後負荷を減らすために血管拡張薬を追加する（SNP（短時間作用型）をはじめに用いる）．

心収縮力を最適化する：心房-心室の同期を最適化する．適切な心拍数にする．頻拍を治療する．もしも心収縮力が悪く他に原因がなければ，カテコラミンを増量する．

深鎮静にし，酸素消費量を最小化する．筋弛緩する．酸素消費を減らすため発熱しないようにし，積極的クーリング（最低34℃）を考慮する．

PICUコンサルタントに早い時期に知らせる．もしも，問題が持続したり，急激に悪化したりするようであれば，心臓外科医に知らせる．原因に対処しても反応性に乏しい場合は，PICUでの開胸やECMOが必要になる可能性がある．

肺高血圧症

術前のリスクファクター：新生児，高肺血流量（左-右シャント量が大きい），肺静脈性肺高血圧（左心系狭窄病変がある）．人工心肺により肺血管抵抗と反応性が上昇する．

肺高血圧クライシスは，刺激（気管内吸引）に伴うことが多い．

徴候：肺動脈圧の上昇，左心房圧・体血圧の低下，頻脈，低酸素血症．

治療：深鎮静．気管内吸引やケアを行う際は，さらにボーラスで鎮静と筋弛緩を行う．通常の筋弛緩を考慮する．右心室に対してカテコラミンを投与する．もしもエピソードが血行動態的にみて深刻であれば，iNOを20 ppmで開始する．充分な換気を確立し，$PaCO_2$ 30〜40 mmHgを目標にする．安定化したら，筋弛緩とボーラスの鎮静を中止する．その後鎮静を浅くし，呼吸器からウィーニングする．12時間以上かけてiNOを2 ppmまで下げる．その後，シルデナフィルを0.4 mg/kg投与し，iNOを中止する前にF_IO_2を0.2増加する．持続する肺高血圧に対しては，通常量のシルデナフィルを考慮する．

頻 脈

何かよくないことが起こっている重要なサインである．

原因：低心拍出症候群（LCOS），薬剤（カテコラミン），中枢性（発熱，

痛み，脳卒中），不整脈，肺高血圧，タンポナーデ，解剖学的問題（左心室が小さい），低酸素血症，循環血液量不足，貧血，低血糖．

精査と治療：鎮静の程度，体温，血行動態，リズム（心電図），換気（胸部エックス線，気管チューブ，血液ガス），血糖，ヘモグロビンをチェックする．肺高血圧症，低心拍出症候群（LCOS），タンポナーデが疑われる場合は心エコーを行う．同定された原因に対して治療を行う．

タンポナーデ

心嚢，縦隔内に心嚢液・血液が溜まると，心臓を圧排するため，進行性に静脈還流を阻害し，心臓の内腔を減少させ，心拍出量を低下させる．

徴候：頻脈，高い心房圧，血圧低下，低い脈圧，末梢循環不全，アシドーシス，乏尿．

原因：心嚢内に血液が溜まっている状態．ドレナージが急に止まった場合，ドレーンが詰まっている可能性があることに注意する．

精査と治療：まず臨床的な徴候がないか調べる．ドレーンをミルキングする．ドレーンが吸引されていることを確かめる．血液ガスと凝固をチェックする．時間が許せば，心エコーと胸部エックス線を行う．タンポナーデは臨床的な診断であり，急激に進行する場合は本当に緊急事態であるため PICU コンサルタントと心臓外科医を呼ぶべきである．輸液のボーラスは，一時的に心拍出を改善する．

心筋浮腫は，たとえ血腫や心嚢液貯留が明らかになくてもタンポナーデのような臨床症状を示す．特に新生児ではそのような状態になりやすい．開胸するだけで心拍出が充分に改善することがある．

【呼吸器】
無気肺

原因：粘稠な浸出物，不充分な加湿，気管内吸引や PEEP，気道の圧排，気管気管支軟化症，横隔神経麻痺．

精査と治療：加湿器とチューブをチェックする．治療は，用手換気および生食を使っての吸引を行う．PEEP を見直し，気管支肺胞

洗浄液を培養に提出し,呼吸リハビリ(体位交換など)を行う.
横隔神経麻痺,気管気管支軟化症の精査を考慮する.

乳糜胸
原因:胸管損傷,高い体静脈圧,静脈血栓,肺静脈の拡大.
精査と治療:診断は,ドレーン検体がトリグリセリド>1.1 mmol/L (食事が開始されていた場合)かつ白血球>1,000/μL,リンパ球>80%の場合.頸部静脈エコーを行い,血栓がないか調べる.低脂肪経腸栄養,MCTミルクを開始する.ドレーン量が多い場合は,高カロリー輸液(IVH)に変更する.4%アルブミンでドレーン流出量の50〜75%を補う.アルブミン,タンパク,血算,凝固を毎日チェックし,免疫グロブリンを週1回チェックする.低値であれば,IVで免疫グロブリンを投与する.敗血症に注意する.血栓形成がないかモニターする.乳糜胸が持続する(1週間以上)場合は胸管結紮,または胸膜癒着術を考慮する.

低換気
徴候:$PaCO_2$の上昇,頻脈,発汗,酸素飽和度の低下,肺動脈圧上昇.血圧は上昇(高炭酸ガス血症),または低下(心筋収縮力の低下)する可能性がある.
原因:薬剤,脳損傷,気管内分泌物,無気肺,気胸,肺水腫,胸壁の浮腫,不充分な換気(回路のリーク,気管チューブ周囲のリーク),腹部膨満.
精査と治療:胸部・腹部の診察,血液ガス,用手換気,気管チューブの吸引,胸部エックス線,気管チューブ・呼吸器回路のリークのチェック,呼吸器の設定のチェック,必要があれば換気条件を変更する,経鼻胃管チューブの吸引,腹水のドレナージ.

低酸素血症
呼吸が原因である場合:(肺静脈の酸素飽和度が低い)肺病変,無気肺,肺炎,低換気,肺水腫,気胸.
心臓が原因である場合:(右-左シャント)心臓内(卵円孔開存,心房/心室中隔欠損),心臓外(動脈管開存,大動脈-肺動脈シャント,BCPSでのSVCからIVCへの血流),肺内(BCPSでの肺動

静脈瘻).

精査と治療:胸部を診察する.酸素飽和度のプローブをチェックする.動脈血液ガスで確かめる.胸部エックス線.適切な換気をF_IO_2を確認する.もしも,心臓が原因と疑われたら,心エコー±バブルスタディー(短絡を見る)を行い,循環器科の医師とカテーテルまたはCTアンジオ検査について話し合う.

横隔神経麻痺

原因:外科的な横隔神経の障害.通常一側のみ.

精査と治療:胸部エックス線で片側の横隔膜挙上があるか,自発吸気時に腹部上部の突出がない場合,横隔神経麻痺を疑う.自発呼吸のときに透視下(またはエコー)でスクリーニングする.

横隔膜縫縮術の適応:抜管に失敗した,あるいは抜管が不可能な新生児で他に原因がない場合.年長の患児では2,3回の抜管トライでも失敗した場合.

頻呼吸

原因:痛み,熱,敗血症,肺疾患,気胸/胸水,低肺容量(先天性心疾患,Ebstein病),肺静脈性肺高血圧,心不全,高肺血流量,代謝性アシドーシス,脆弱性,横隔神経麻痺.

精査と治療:診察(胸部,腹部,瞳孔,筋トーヌス,筋力,不穏,呼吸器との不一致),心拍数,血圧,末梢皮膚温,尿量,血液ガスをチェック.用手換気と気管内吸引,胸部エックス線を再検,ボーラスで鎮静投与を考慮,血算とI/T比,プロカルシトニン,血液・尿・気管内肺胞洗浄・ドレーン排液の培養.もしも筋力低下があれば,換気を増やす(IMV回数とサポート圧).横隔神経麻痺が疑わしい場合は横隔膜透視.必要があれば心エコー.同定された原因を治療する.

気管気管支軟化症

もしも,病変(肺動脈スリング),呼気延長,過膨張,呼吸器のウィーニング時に酸素飽和度の低下などのエピソードがある場合は軟化症を疑う.

原因:外部からの圧迫(肺動脈スリング),内因性軟化症.

精査と治療：気管支鏡（自発呼吸，気管内の高い位置に気管チューブを固定，CPAP を変化させる）．気道を開存するため，充分高い CPAP をかける．鎮静しながらゆっくり（数週間かけて）ウィーニングする．気管切開と CPAP を考慮する．

人工呼吸器依存

PICU で心臓手術術後の慢性期の患児で呼吸器から離脱できない場合，原因は複数ある場合がある．

原因：中枢性——鎮静が過剰，薬剤排泄の遷延，脳症，高炭酸ガス血症．末梢性——筋力低下（筋弛緩薬の残存，PICU ミオパチー，ステロイド，筋力低下と筋量低下）．気道——声帯麻痺，抜管後の吸気性喘鳴，気管気管支軟化症．呼吸——無気肺，肺炎，胸水，気胸，肺水腫，横隔神経麻痺．心臓——残存病変，心不全．

精査と治療：鎮静深度を確認，脳症の徴候がないか，呼吸努力，筋力の強さを確認．神経学的に異常があれば，CT/MRI．気管チューブ周囲のリーク，胸部エックス線，横隔膜の動き（±透視），呼吸パターンをチェック．栄養状態の評価，適正な食事か．残存病変や心筋収縮力低下のエビデンスを診るため，心エコーを行う．必要があれば，さらなる画像検査や治療介入を行う．同定された原因を治療する．複雑な経過で滞在が長期化した乳児は，成長し手術から回復する過程で，一時的に若干の呼吸サポートが必要になることがある．

声帯麻痺

原因：外科的な反回神経の障害（通常左），大動脈弓部修復の 50〜60%で起こる．

精査と治療：大動脈弓部手術後で，嗄声，吸気性喘鳴，多呼吸，嚥下困難があれば疑う．

診断：軟性喉頭鏡（耳鼻科）．胃管チューブでの経腸栄養．言語療法士に相談．CPAP/HFNC（ハイフローネーザルカニュラ）が必要になることがある．

【消化管/泌尿器】
腹部膨満
原因：胃または腸管内のエア，キャピラリーリーク，浮腫や腹水，腹膜透析液貯留，乳糜，腸管壊死．

精査と治療：胸部・腹部を診察する．経鼻胃管で吸引する．腹膜透析ドレナージをチェックし排液する．腹部エックス線・胸部エックス線を撮影する．腹部が緊張しているか柔らかいかを診る．腹膜透析ドレーンを開放する．必要があれば換気を増やす．

乏尿とPD（腹膜透析）
原因：人工心肺後のADH分泌，低心拍出量症候群，腎障害（大動脈遮断，溶血）．

精査と治療：乏尿は術後よく起こり得る．最初の12時間は利尿薬に対する反応に乏しい．術後早期に血行動態が不安定な乳幼児に水分除去のためだけにPDを開始しない．術後1日目からフロセミドを開始する．PDは，高カリウム血症，積極的なクーリング，もしも必要であれば水分の除去，短期間の腎補助として用いられる．1時間サイクル（40分貯留），10 mL/kg，1.5％透析液で開始する．より濃い透析液ではより多く除水できる．血行動態が不安定な新生児では，透析液の注入・排液に伴い血行動態が変化する．遷延した腎機能不全（3日以上）では腎臓エコーを行う．術後，低心拍出量症候群の後はほとんどの場合，腎不全は回復するが，まれに回復に数週間かかることがある．

壊死性腸炎（NEC）
危険因子：経腸栄養，単心室の新生児，左心系狭窄/閉塞病変，大動脈-肺動脈シャント．

精査と治療：腹部エックス線，一般外科にコンサルト，食事を中止．抗菌薬（アンピシリン，ゲンタマイシン，メトロニダゾール）を7日間．腹部エックス線を毎日．腸管穿孔がないか注意深く観察．

【全　般】
発　熱
原因：心臓手術後の発熱（人工心肺後の発熱）は，現在ではあまり

起こらない.他の原因を考える:SIRS(全身性炎症反応症候群),たまたま同時に起こった感染(上気道感染症),薬剤/輸血に対する反応.発熱のために術後急性期に起こる重大な結果:頻脈,血管拡張,酸素消費量の増加.術後数日後に起こる発熱は,他の原因が確定するまで敗血症として考える.

精査と対応:術前の状態を確認する.胸部診察し,血行動態をチェックする.胸部エックス線,気管チューブ内分泌物・血液・BAL・その他を培養に提出する.血算,I/T 比,プロカルシトニンをチェックする.I/T 比とプロカルシトニンはともに心臓術後には上昇し,術後1日目にピークに達する.異常な血管拡張は血管収縮薬で治療する.術後急性期は正常体温となるまでクーリングする.敗血症が示唆されれば治療する.

けいれん

けいれんは,術後早期は高血圧,頻脈,瞳孔の変化のみが現れることがあり,診断するのが困難である.

原因:脳出血,低酸素症,虚血,血栓や空気塞栓.

精査と治療:筋緊張,動きが抑制可能かどうかを診る.神経学的巣症状を探す.けいれんが疑われればミダゾラムのボーラスで治療する.継続して起こるけいれんにはレベチラセタム,またはフェノバルビタールを用いる.血糖と電解質をチェックする.もしも,意識レベルが低下したり異常な神経学的サインを認めたりした場合は緊急頭部 CT を施行する.また,けいれんの診断が確かでない場合は脳波検査を考慮する.

敗血症

心臓手術後は感染を防ぐ複数のバリアが壊れている.低栄養,異物の植え込み後,免疫抑制状態(治療によるもの,乳糜胸,DiGeorge 症候群).

徴候:発熱,血管拡張または末梢循環不全,心拍出量低下,低血圧,乏尿,乳酸アシドーシス,肺動脈圧の上昇,プロカルシトニン・I/T 比の上昇,血小板の減少.

精査と治療:胸部・腹部・皮膚の診察.培養:血液(中心静脈ライン,動脈,経皮的),尿,BAL,胸水,腹水,スワブ(発赤や浸

出液のある創部やドレーン刺入部),心エコー(感染性心内膜炎が疑われたら),腰椎穿刺,CT(縦隔/腹部への貯留)を考慮.治療としては,すぐに抗菌薬を開始する(原因菌が不明な場合はセファゾリンとゲンタマイシンで開始).さらに培養結果が出たら,適切な抗菌薬に変更する.臨床的に寛解し,培養が陰性であれば48時間後に抗菌薬を中止する.適応があれば,カテコラミン/血管収縮薬を増量する.培養を繰り返して行う.血算-I/T 比を毎日チェックする.抗菌薬が投与され,長期間 PICU に滞在する患児では,深部感染(縦隔炎,感染性心内膜炎,骨髄炎,副鼻腔炎)や真菌感染を考慮する.

第4章 心　臓

4.2　心臓手術後患児の入室
cardiac-admission, post-operative

準　備
何が起こり得るか知っておく．患児の入室前に診断やカンファレンスでのディスカッションの内容を把握しておく．画像も見ておく．

手術室からPICUに入室
麻酔科医と心臓外科医から申し送りを受ける．申し送りが完了するまでは麻酔科医が責任をもつ．入室時に確認すべき重要な点：心臓病変の詳細，術前の心機能の状態，術前の問題点，どんな手術が行われたか詳細に，人工心肺時間，大動脈遮断時間，循環停止時間（もしもあれば），手術中または人工心肺終了後の問題点，麻酔の詳細，手術室を出る直前の血液凝固や出血の状態，心拍数，リズム，動脈血酸素飽和度や血圧，患児に起こり得ると予想される特異的な術後の問題点．

心臓手術後，心停止が起こり得るハイリスク患児
1. 2歳以下でPICU入室時の乳酸値が5 mmol/L（45 mg/dL）以上，または4時間後に4 mmol/L（36 mg/dL）以上と高い．
2. 中心静脈での酸素飽和度が低い（根治術後で60％以下，または動脈-静脈酸素飽和度の差が35％以上）．その場合，低心拍出量症候群（LCOS）を治療する．乳酸値が術後4時間後でもさらに上昇するようであれば，心臓外科医とPICUコンサルタントに知らせる．

レジストラーに任される項目
患児をくまなく診察する．ライン類や計測器具などが装着されている場所や固定に特に注意を払う．換気が充分か，心臓の精査は充分か．呼吸器やモニターのアラームを設定する．

入室時に最初の採血を一式行い，血液ガス，中心静脈酸素飽和度，BUN，クレアチニン，電解質，肝機能，血算，凝固を提出する．最初の胸部エックス線をオーダーし評価する．気管チューブ，CVライン，ドレーン，ペーシングワイヤーの位置，肺野，心陰影を確認

する．12誘導心電図（リズムが不明の場合は，心房心電図も）を取る．

これらのすべてのプロセスが終わったら，以下について確認する．
・患児は血行動態的に安定しているか？
・心拍出量は充分か？
・修復術は充分に行われたか？
・何らかの合併症は存在しないか？

【術後早期の一般的管理】
鎮痛/鎮静
鎮静レベルの目標：通常，Comfort B Score 10〜20

5％糖水（10 kg 未満），0.9％食塩水（10 kg 以上）50 mL にモルヒネ 1 mg/kg を溶解し，0.5〜3 mL/hr＝10〜60 μg/kg/hr で持続静注．必要なときにのみ以下の追加の鎮静を使用（プロトコールに従う）．

12 か月未満では，クロニジン 0.5〜2 μg/kg/hr，12 か月以上ではミダゾラム 1〜2 μg/kg/min で持続静注．

抗菌薬
セファゾリン 50 mg/kg（最大 2 g）を手術時 1 回のみ予防的投与．PICU での胸骨閉鎖などの外科処置でも同様に用いる．それ以上はルーチンで用いない．

抗凝固療法
ヘパリン：中心静脈ラインを挿入された患児に対して 10 u/kg/hr で投与．BT シャントでは 10 u/kg/hr で入室後すぐに開始．グレン/BCPS では 10 u/kg/hr で．Fontan では 15 u/kg/hr で投与．APTT の目標値はないが，80 秒未満にすること．機械弁に対する抗凝固療法では，APTT を 60〜80 秒に保つ．

アスピリン：BT シャント，右室-肺動脈導管（RV-PA conduit），グレン/BCPS，弁形成，肺動脈パッチ形成，ホモグラフト弁/導管で用いる．3〜5 mg/kg/日の経口投与を始めたら，6 時間後にヘパリンを中止する．

クロピドグレル：3.0 mm BT シャント時にアスピリンに加えて投与．

第4章　心　臓

生化学

血糖値：低い場合がある（新生児では予備能が限られている），または高い(ストレス反応による)．タイトな血糖コントロールを行う必要性にはエビデンスがない．

目標値：4～10 mmol/L（72～180 mg/dL）

投与：10％糖液を2 mL/kgでボーラス投与．点滴内に含まれる糖の量を増加する．もしも，頻回に投与が必要であれば，50％糖液を0.3 mL/kg/hrで開始し調整する．

投与量計算：(mg/kg/min) = (mL/hr×糖濃度(％))/(6×体重(kg))

高血糖：遷延したときのみ治療する（10歳代では6時間以上），または尿糖，浸透圧利尿がある場合に治療する．短時間作用型インスリン0.02～0.05 u/kg/hrで投与．1時間毎に血糖を測定し，血糖値が10 mmol/L（180 mg/dL）になったら中止する．

K^+：目標値3.5～4.0 mmol/L．不整脈がある場合4.0～5.0．投与：0.2～0.4 mmol/kg/hrで静脈内投与（4時間まで）．K^+の値を1～2時間ごとにチェックする．高K血症の治療(5.5以上か急速に上昇)：アシドーシスでは高K血症を招くことに注意する．K^+が他に投与されていないかチェックする．フロセミド1 mg/kgをIV投与，8.4％メイロンを1 mL/kg 30分かけてIV．PDを開始する．さらに上昇する場合は(ほとんど必要ないが)他の方法を用いる．糖/インスリン，グルコン酸カルシウムのIV投与を行う．

Ca^{2+}：通常，術後最初の24時間は低い．目標値1～1.2 mmol/L．不整脈がある場合は，1.2～1.3．投与：10％グルコン酸カルシウムを0.5 mL/kgゆっくりIV．頻回投与が必要な場合（DiGeorge症候群），0.1～0.4 mL/kg/hrで持続投与．

Mg^{2+}：術後最初の24時間は低いことが多い．目標値0.8 mmol/L（2.0 mg/dL）．不整脈がある場合は，1～1.2 mmol/L(2.4～2.9 mg/dL)．投与：50％$MgSO_4$を0.2 mL/kgゆっくりとIV．血圧低下に注意する．

アルブミン：人工心肺術直後に低くなることが多い．通常12～24時間後に正常化する．乳幼児ではキャピラリーリークと，PDへの流出により低アルブミン血症が長引くことがある．

胸腔ドレーン

水封圧は -10 から -20 cmH_2O に設定する．ミルキングにより胸水がドレナージされやすくなる．レディバック（スリムドレーンバック）ドレーンは細く硬いチューブだが，その場合はミルキングしにくい．吸引圧の低下を観察する．

許容されるドレーン流出量：最初の2時間で5 mL/kg，その後1 mL/kg/hr 以下．

胸腔ドレーン抜去

心臓外科医の判断で抜去する．通常は術後4日目に行う．抗凝固は継続する．抜去後の胸部エックス線は，ルーチンには必要ない．

心エコー

術後心エコーは手術当日ルーチンには必要ない．何か特に問題がある場合に依頼する（心機能，タンポナーデ，残存病変など）．低心拍出に対し，治療をエスカレーションせざるを得ない場合はエコーを行う．臨床上必要とされるエコーは，すべてオンコールの循環器フェローに依頼する．

輸液総量

体重（kg）	3	5	7	10	15	20	25	30	40	50	60	70
mL/hr	5	7	10	14	17	21	25	28	32	40	45	50

患児の回復に従い輸液量を増やし，抜管後には最大IV必要量まで増やす（「輸液と電解質」の項（p.39）参照）．

維持：3か月までは Plasma-Lyte 148，10%糖液．12か月以上は Plasma-Lyte 148，5%糖液．

動脈圧ライン：体重2 kgまではヘパリン1 u/mLになるよう，0.9%食塩水に溶解し，1 mL/hrで投与する．2〜20 kgまではヘパリン5 u/mLになるよう，0.9%食塩水に溶解し，1 mL/hrで投与する．20 kg以上では2 mL/hrで投与する．

心房，肺動脈圧ライン：ヘパリン1 u/mLになるよう，5%糖液に溶解し，1 mL/hrで投与する．

第4章 心 臓

ボーラス輸液

投与する輸液量は慎重に見極める．まず少量(5 mL/kg)で試し，様子をみて繰り返してみる．一度に大量に投与しない．多くの患児では，少量の輸液負荷でフィリングプレッシャーが急激に上昇する．

溶液のタイプ：アルブミンが正常値ならば，0.9%食塩水．血清アルブミン値が低いならば，4%アルブミン．高Cl血症であれば，Plasma-Lyte 148.

血 算

Hbと血小板：「血液製剤の輸血」の項 (p.96) 参照．

白血球とI/T比：ともに術後上昇し，術後24時間でピークになる．

凝固：INRとAPTTは人工心肺後異常値になるが，時間の経過に伴い正常化する．もしも出血があれば，正常のAPTTとINRを目標にする（「出血」の項 (p.79) 参照）．

カテコラミン，血管拡張薬，血管収縮薬

ドブタミン：2.5〜7.5 μg/kg/min．低心拍出の予防あるいは治療のための第一選択薬．

アドレナリン：0.02〜0.2 μg/kg/min．心機能低下の場合，追加する．

ノルアドレナリン：0.02〜0.2 μg/kg/min．低血圧で血管拡張の場合に用いる．

ニトロプルシドナトリウム：0.5〜3 μg/kg/min．心機能低下だが，血圧が維持されている場合に用いる．

ミルリノン：0.25〜0.75 μg/kg/min．長時間作用型血管拡張薬．心機能低下で血圧が維持されている場合，低心拍出だが頻拍のためにドブタミンが使えない場合に用いる．

ライン

動脈圧ライン：体重2 kg未満の場合はヘパリン1 u/mLに溶解したものを1 mL/hrで投与する．2〜20 kgの場合はヘパリン5 u/mLに溶解したものを1 mL/hrで投与する．20 kg以上の場合はヘパリン5 u/mLに溶解したものを2 mL/hrで投与する．

心房圧ライン，肺動脈圧ライン：ヘパリン1 u/mLに溶解したものを1 mL/hrで投与する．

左房圧ラインは左心耳,または右上肺静脈から入っている.共通心房では右側心房から入っている.これらのラインは胸腔内心外ルートを辿っているため,心臓や肺が動くことによって動き,心臓から抜けるリスクがある.血液採取のために左房圧ラインにアクセスしてはならない.

筋弛緩薬

重症肺高血圧や血行動態が不安定なときのみ用いる.間欠的にベクロニウムを 0.1 mg/kg 使用する.常に深い鎮静にする (Comfort B Score 10 以下).

胸骨開放

2期的胸骨閉鎖は,Norwood 手術後ではルーチンに,新生児での複雑手術や術中問題があった場合にもよく行われる.充分に鎮静 (Comfort B Score 10〜15) する必要があるが,適応がなければ筋弛緩はしない.ルーチンに抗菌薬を投与しない.通常術後1〜2日目に PICU で胸骨閉鎖術を行う.

ペーシングワイヤー

一時的ペーシングワイヤーは心外膜表面に縫着し,縦隔下の皮膚から外に出されている.従来からあるルール:青=心房,白=心室.もしも,別々に皮膚から外に出ていたら,右側=心房,左側=心室.手袋なしで絶縁していないペーシングワイヤーに触ってはならない (感電のリスクがある).すべての新生児と,手術中に不整脈またはブロックがあった患児では,ペーシングワイヤーをペースメーカーに接続しておく.

PD カテーテル

PD カテーテルはすべての新生児と多くの乳児に留置されている.カテーテルは右上腹部に留置されていて,触れることができる.PICU 入室時には,カテーテルはフリードレナージにしない.顕著なサードスペースへの貯留と腹水を認めたら,ドレナージを行う.PD 使用に際しては,「乏尿と PD」の項 (p.87) を参照.PD カテーテルは必要がなくなれば,心臓外科フェローが抜去する.

第4章 心臓

心内ラインとペーシングワイヤーの抜去

術後4日目にドレーンの有無にかかわらず心内ラインとペーシングワイヤーを抜去する.抜去する4時間前にはヘパリンを中止する.抗凝固療法を行っている場合のみ凝固をチェックする.抜去後,心エコーで心嚢液貯留の有無をチェックする.

ルーチンの採血

動脈採血を2～4時間毎に行う.混合静脈血(最も良いのは肺動脈ライン[SvO_2],上大静脈[$ScvO_2$],その次に右房,下大静脈.ライン先端のポジションによって酸素飽和度が異なる)を手術当日夜は4～6時間毎に,必要があればより頻回に行う.アルブミン,マグネシウム,リン酸,クレアチニン,血算を術後2日間は1日1回,その後は必要があれば行う.凝固,肝機能は術翌日朝に,その後は必要があれば行う.

血液製剤の輸血

血球血液製剤はPICU搬入前に放射線処理を行う.ただし,緊急時のO(−)輸血と大量輸血プロトコールの場合は除く.

- 赤血球パック:術後のHb目標値は年齢,循環,病態による.人工心肺時にクリアプライミング(体重8kg以上)を行い,輸血されたことがない患児では輸血回避に努める.PICUでの輸血は転帰不良と関連する.安定している患児は低いHbでも耐えられる.
- 安定している患児での輸血閾値(g/dL)

	2心室修復	単心室修復
新生児	10	12
乳児	8	10
幼児/小児	7	8～10

輸血は低心拍出状態にあるとき,酸素運搬を改善するのに有用である.さらに乳児では,左-右シャントを減少させる.

心肺血

人工心肺からヘパリン化された血液を人工心肺終了時に回収したもの(Hb 10程度).手術室から搬出後6時間以内に使用する.心肺

血 25 mL に対し,プロタミン 1 mg を使用する(低血圧に注意).
- 血小板:人工心肺により血小板機能が障害される.出血がある場合,血小板輸血(10 mL/kg)を行う.出血がなければ,血小板 5 万以上であれば耐えられる.

人工呼吸

心臓手術後に PICU に入室したほとんどの患児の肺は正常である.充分な PEEP を使って,無気肺を予防し肺血管抵抗を最小化して,炭酸ガスが正常化するよう換気する.陽圧換気は左室の後負荷を減少し,心拍出量を改善させる.高圧換気は右室の後負荷を増大し,静脈還流を悪化させることにより心拍出量を低下させ得る.

- 開始時の呼吸器の適正設定値:呼吸回数 20〜30(5歳以下),15〜20(5〜12歳),12〜15(12歳以上).PIP 15〜25 cm H_2O.PEEP 5 cm H_2O.一回換気量 6〜8 mL/kg.トリガー感度<1 L/min.新鮮ガス流量 2〜3 L/kg/min(新生児),1〜2 L/kg/min(幼児).F_IO_2 0.5.

血液ガス目標値

ほとんどの場合,$PaCO_2$ 35〜40 mmHg,PaO_2 95〜100 mmHg が適正である.F_IO_2<0.5,PIP<20 を目指す.シャントがある患児(BT シャント,Norwood)では,PaO_2 95〜100 は肺血流過多を意味する.これらの患児では,PaO_2 35〜40 mmHg で動脈酸素飽和度 70〜80%を目標にする.

各々の病態での特定の人工呼吸戦略については,それぞれの項を参照(BT シャント,Norwood,グレン,フォンタン…).

目標とする血液ガス値に到達しない場合,原因検索が必要である.診察し,胸部エックス線を撮る.気道が確保されているか,気管チューブが適正な位置にあるか,充分な換気か,肺虚脱はないか,無気肺・胸水・気胸・腹部膨満はないかを診る.肺血流が不充分ではないかも考慮する(肺高血圧,物理的な閉塞・狭窄).

4.3 カテコラミンと血管拡張薬
inotropes and vasoactive agents

アドレナリン：0.01〜0.1 μg/kg/min
  強力なカテコラミン．低用量では血管拡張作用もある．DO_2を増加させる．

ドブタミン：2.5〜10 μg/kg/min
  カテコラミンの第一選択．低用量では，変弛緩（lusitropic）効果といくらかの血管拡張作用がある．変時（chronotropic）効果は限定的である．

ドパミン：5〜10 μg/kg/min
  非常にまれにしか用いられない．変時作用がある．VO_2/DO_2比を悪化させる．腎不全の予防効果はない．

ニトログリセリン：0.5〜5 μg/kg/min
  弱い血管拡張薬で，主に静脈の血管容量に作用する．冠動脈血流低下に伴う心筋虚血やNOのドナーとして現在も用いられている．

イソプレナリン：0.05〜1 μg/kg/min
  変時作用（と血管拡張作用）をもつ．重篤な徐脈に対し，ときに用いられる．正常な心筋では非常に敏感に反応し得る．

レボシメンダン：12.5 μg/kgを10分以上かけて，その後0.2 μg/kg/minで24時間．カルシウム感受性増強作用とPDE Ⅲ阻害作用．半減期が非常に長い．低血圧と不整脈に注意．

ミルリノン：0.25〜0.75 μg/kg/min
  半減期の長いPDE Ⅲ阻害薬．強力な血管拡張薬．軽度の変力作用と変弛緩作用をもつ．変時作用は最小限である．

ノルアドレナリン：0.01〜0.1 μg/kg/min
  血管収縮薬の第一選択．変力作用は最小限である．

ニトロプルシッドナトリウム：0.05〜3 μg/kg/min
  短時間作用型で強力な動脈血管拡張薬．耐性が生じるのが早く，また中毒のリスクを伴う．

バソプレッシン：0.002〜0.006 u/kg/hr
  血管収縮薬として第二の選択薬．

4.3 カテコラミンと血管拡張薬

推奨されるアプローチ

心原性ショック：アドレナリンを用いる．

心不全：「心筋症」の項（p.139）参照．

強心薬を計画的にローテーションすると有効なことがある．ミルリノン1〜7日，レボシメンダン8日目，ドブタミン9〜14日目．その後，同じローテーションを繰り返す．

心臓手術後：「カテコラミン，血管拡張薬，血管収縮薬」の項（p.94）参照．術後の一般的な治療戦略として用いる．

脳死：「臓器提供」の項（p.228）参照．血行動態の安定化のために用いる．

敗血症：「敗血症：重度」の項（p.187）参照．

4.4 血管内カテーテル
catheters-intravascular

動脈ライン

年少の患児には決して尺骨動脈に動脈カテーテルを入れてはならない．上腕動脈や大腿動脈よりも橈骨動脈が望ましい．挿入部よりも先が蒼白になったり，チアノーゼになったりした場合はラインを抜去する．末梢部位が虚血になった場合は緊急で形成外科にコンサルトし，禁忌でなければヘパリン投与を開始する．

月齢の小さい乳児では，動脈ライン内のデッドスペースから吸引したライン内液を急速に押し返すと，動脈内の逆行性血流により重篤な脳塞栓を起こすリスクがある．

動脈ラインから血液をサンプリングする際には，キャップを外し清潔に保つ．もしも，デブリス（凝固塊）がある場合，清潔なスワブ棒で活栓をきれいにし，サンプリング前にアルコール消毒する．

続いて，2 mL シリンジを使ってデッドスペースの液を吸引する．希釈がないような検体にするには最低 0.7 mL 必要である．ラインを観察し，もしも血栓がある場合は吸引する．デッドスペース吸引用のシリンジを清潔に保つ．

サンプリングは必要な分だけ行う．検査に絶対的に必要な量以上の血液をサンプリングしてはならない．これは特に小さい患児では重要なことである．

吸引中にデブリスや血栓が確認できなければ，ゆっくりとデッドスペースをヘパリン化液で満たす．ヘパリン化液をデッドスペースに満たす速度は 10 秒間で 1 mL を超えないようにする．押す際に抵抗がある場合は血栓，スパズム，カテーテルの固定が悪いか，あるいは折れ曲がっている可能性があり，これらを確認する必要がある．力まかせでフラッシュするのは危険である．

デッドスペースを液で満たすことにより，カテーテルからエクステンションチューブまでをヘパリン化液で満たすことになる．それ以上のフラッシュは必要ない．活栓を滅菌スワブできれいにし，キャップをする．

中心静脈ライン

PICUコンサルタントの許可なしには，内頚静脈，鎖骨下静脈に中心静脈ラインを挿入しない．

中心静脈ラインを用いるということは，重篤な合併症，すなわち気胸，血胸，心嚢内血腫，大静脈や心臓の血管損傷，SVCやIVC内血栓，菌血症，感染性心内膜炎のリスクを負うということを意味する．これらはすべてPICU内で起こり得ることである．シングルルーメンカテーテルよりも，ダブルルーメンカテーテルで血栓や血管損傷がより起こりやすい．中心静脈ラインを挿入する前に以下のことを考慮する．

- この患児は「本当に」中心静脈が必要か？（末梢ラインの方が安全で安価ではないか）
- もしも，中心静脈栄養が中心静脈ラインの理由ならば，その患児に経腸栄養を与えることはできないか？（経腸栄養の方が安全で安価ではないか）
- もしも，患児に本当に中心静脈栄養が必要なのであれば，ダブルルーメンカテーテルよりも，シングルルーメンカテーテル±末梢ラインの方が安全で安価ではないか？

緊急時には，生後5〜7日目の新生児では臍静脈からすぐに中心静脈へのアクセスが可能である．大泉門が開いている場合は，緊急時に静脈へのアクセスを確保するのに使うことができる．

右内頚静脈中心静脈ライン（乳様突起と胸骨切痕との中間に挿入）：深さ＝身長（cm）/10．

中心静脈ライン（頚部または鼠径）は，体重5 kg以下の小児では血栓を起こすリスクが非常に高い．その場合は中心静脈ラインの使用を避けるか，ヘパリンを10 u/kg/hrで投与する．

中心静脈ラインの挿入後は必ず圧測定し，動脈でなく静脈であることを確認する．

第4章 心臓

ヘパリン 1 u/mL をすべてのモニタリングライン（動脈ライン，中心静脈ライン，右房圧，左房圧，肺動脈圧）に加える．ただし，βラクタム系抗菌薬，ドブタミン，エリスロマイシン，モルヒネ，バンコマイシン，ボーラス輸液，高用量点滴（100 mL/kg/day 以上），また生命を脅かすほどの出血がある患児には，ヘパリンを追加してはならない．

ドブタミンは 0.9％食塩水に溶解させる．アドレナリン，ドパミン，フロセミド，ニトログリセリン，モルヒネ，ノルアドレナリン，ニトロプルシドを用いる場合，新生児に対しては 5％糖水に溶解し，年長児には 0.9％食塩水に溶解させる．

1 u/mL のヘパリンはワルファリン，アスピリン内服中であっても用いる．ヘパリンは中心静脈ライン内の血栓と菌血症のリスクを軽減する．

感染予防のためという理由で定期的に中心静脈ラインを入れ替えない．
発熱単独の理由だけで中心静脈ラインを抜去しない．

臍帯ライン
動脈：先端は横隔膜上で，左鎖骨下動脈よりも下に留置する．長さは肩先から臍までの距離＋2 cm が目安．
静脈：カテーテルの長さは臍から胸骨下 1/3 までの距離が目安．

4.5 胸腔ドレーン
chest drain

小児では，胸腔ドレーンは鎖骨中線ではなく中腋下線上に挿入するべきである．第4か第5肋間に挿入する．

気胸をきたした仰臥位の患児にドレーンを挿入する場合は，ドレーンの先端は胸骨剣状突起の近くの前方に向けるべきである．

血液や膿胸にドレーンを挿入する場合は太いドレーン（例えば5〜10 kgの患児には16ゲージ）を用いる．一方，気胸や単純な胸水貯留に対しては細いドレーン（6Fか8Fのピッグテールカテーテルが望ましい）を用いる．

患児を仰臥位にし，片手を頭上に挙げる．気胸の場合は，少し術者から離れるよう下に巻いたタオルを入れて患児を傾ける．胸水貯留の場合は少し術者側にする．

皮膚と肋間を局所麻酔（1％リドカイン）で浸潤する．

ピッグテールカテーテルでは，セルジンガー法を用いる．小さい皮膚切開を置いて針を刺し，その後ダイレーターで穴を拡大する．

ピッグテールカテーテルを用いない場合，中腋下線第4肋間か第5肋間に皮膚切開を小さく置く（ドレーンよりも少しだけ大きく）．ペアン鉗子を使って鈍的に，肋骨の上縁に沿って剥離する（神経血管束は肋骨の下縁に走っている）．

ペアンの先端から2 cmのところを持ち（それ以上深く入らないようにする），胸骨剣状突起に向ける．その後うまく胸膜を押して突き抜けるようにする（「ポッ」という胸膜を突き破った感覚を感じる）．

次にペアンを外す．ドレーンを把持するのにペアンを使ってもよい．ドレーンを胸腔内に進め，胸骨剣状突起の方向に向ける．すべての側孔が胸腔内にあることを確かめる．

チューブの先端が前方に向いたままになるよう，チューブを背中側の皮膚にテープで固定する（チューブが腕の下に来るように）．

チューブを3-0絹糸タバコ縫合で密閉し，絹糸でしっかりと固定する．挿入部位を覆うように透明なドレッシング剤を貼る（もしも

傷口から染み出しがあるようなら少量のガーゼをあてる）．

　APと側方からの胸部エックス線を撮り，チューブの位置を確認する．すべての側孔が胸腔内にあることを確認する．

　0.5％ブピバカインを，ドレーン経由で胸腔内に注入（0.5 mL/kg（最大20 mL）を8〜12時間ごとに，または0.5 mL/kgをすぐに注入してからその後0.1〜0.25 mL/kg/hr（最大10 mL/hr）で持続注入）することで，胸部の創傷や手術処置に対して良い鎮痛が得られる．

4.6　心臓-頻拍性不整脈
cardiac-tachyarrhythmias

幅の広い QRS の頻拍性不整脈があり不安定な患児は，同期カルディオバージョンで治療する．

頻拍性不整脈よりも洞性頻脈のほうが起こりやすい．

精　査

心電図：12誘導心電図を施行し，術前のものと術後すぐのものを比較する．

肢誘導の心電図波形を記録しながら，診断的あるいは治療的介入をする時にはメモを書き込む．

心房心電図：上肢の誘導に心房ペーシングワイヤーを左右1本ずつ接続し，心電図を記録する．I誘導が双極の心房心電図で，IIとIII誘導が単極の心房心電図になる．

心房心電図は頻脈のときのP波を同定し，P波とQRS波の関係を示すのに役立つ．

次の質問に答えてみる：

- QRS波は規則正しいか？　→2度の房室ブロックや異所性心房/心室頻拍では不規則になる．
- QRS波は幅広いか？　→幅の広いQRSは心室性頻拍（VT）を示唆する．QRSは術後（ファロー四徴症術後では，右脚ブロックになる）や，時に上室性頻拍（心拍数に関連する変行伝導）のために幅が広くなることもある．
- QRS波形ごとにP波はみられるか？　→洞性頻拍，異所性心房頻拍，リエントリー性上室性頻拍，逆行性伝導を伴う接合部異所性頻拍JETでみられる．
- そうでない場合，P波はQRSよりも速いか？　またその逆か？　→P波＞QRS波-ブロックを伴う心房粗動，P波＜QRS波-JET，VTが鑑別に挙げられる．
- P波の波形は以前の心電図と同じか？　→心房粗動，異所性心房頻拍，逆行性伝導では異常波形となる．

すべての頻脈における一般的処置

正常体温にする．充分な鎮静と鎮痛を行う．電解質の改善目標：K^+ 4〜5 mmol/L，iCa^{2+} 1.2〜1.3 mmol/L，Mg^{2+} 1〜1.2 mmol/L（2.4〜2.9 mg/dL）を維持する．原因となっている薬剤（パンクロニウム，カテコラミンなど）の減量，あるいは中止．

接合部異所性頻拍（JET）

房室結節/His 束から起こる自動性頻拍．QRS 幅は狭い．心房-心室解離（QRS>P），または逆行性伝導（P 波は QRS のあとになる）．self-limiting．

一般的な頻拍への対応に加えて，最低 34°C まで徐々にクーリングする．JET を遅くするのを目標とする．その後，JET の心拍数を超える回数でペーシングする（房室伝導が問題なければ，AAI，そうでなければ DDD）．もしも頻拍が続いたり，血行動態が不安定ならば，アミオダロンを開始し，コンサルタントに相談する．ブロックの場合に備えてバックアップペーシング（DDD，DVI，VVI）．もしも治療抵抗性の低心拍出量症候群（LCOS）の場合，ECMO を考慮する．

異所性心房頻拍（EAT/AET）

洞結節から離れた心房から起こる自動性頻拍．QRS 幅は狭い．心房-心室は同期し，異常な形の P 波がみられる．
治療：一般的な処置：カテコラミンに対して非常に反応性が高い．
βブロッカー，あるいはアミオダロンは自動性を抑制する．PICU または循環器コンサルタントと相談のもと治療を行う．

リエントリー性上室性頻拍

房室結節と副伝導路を含むリエントリー回路による．突然の心拍数変化，狭い QRS 幅，心房-心室は同期し，P 波は異常な形で QRS のあとに続く．洞調律の際にも早期興奮を起こし得る．
一般的な処置：リエントリー回路を断つことを試みる．迷走神経刺激（顔面アイスクーリング，咽頭刺激，人工呼吸器下でバルサルバ法：吸気時にホールドする），急速心房ペーシング，アデノシン．もしも低血圧で血行動態が不安定であれば，0.5 J/kg で同期

カルディオバージョンを施行する．

心房粗動

心房内のリエントリー回路による．房室結節で2:1ブロックのこともある．狭いQRS幅，P:QRS比>2:1．診断的アデノシン投与：ブロックを増やし，粗動波を見えやすくする．心房波よりも速い（>300）心房ペーシングでリエントリー回路を断つ．もしも不成功なら，同期カルディオバージョンを行う．再発するならば，アミオダロンが効果的な場合がある．

心室性頻拍

QRS幅は広く，QRS波>P波．キャプチャービート（VTの中に現れる正常な洞調律）がみられることがある．心室性頻拍では心筋虚血，低Mg^{2+}，高K^+，心筋症，心筋炎，チャネロパシーなどの可能性を考える．治療は同期カルディオバージョン．リドカイン1 mg/kgをIVボーラスし，その後，20〜50 μg/kg/min持続点滴．不応性の場合，アミオダロンを考慮する．Torsades de pointesの場合，Mgを投与し，コンサルタントと相談する．

ブロック

1度ブロックはよく起こり得る．2度ブロックはまれである．完全房室ブロック（CHB）に発展するようであれば，バックアップ心室ペーシングをセットする．

完全房室ブロック（CHB）：安全なペーシングモードであることを確かめ（DDD, DVI, VVI），恒久ペースメーカーの植え込み前に1週間，回復を期待しながら治療する．心室ワイヤーの閾値に気をつける．もしもワイヤーがない場合，イソプレナリンの投与，経皮パッド使用，経静脈ペーシングワイヤー留置などを行う．

4.7 一時的ペーシング
temporary cardiac pacing

関連用語の定義
モード：ペーシング部位/センシング部位/センスに対する反応.

AVディレイ：心房のセンス，あるいは心房のペース刺激と，心室刺激までの間隔.

最大トラッキングレート：1：1心室ペーシングが起こる最大の心房センスレート（DDD）.

心室収縮後心房不応期（PVARP）：心室ペース/センスした後に心房センスが起こらない時間（DDD）.

センシティビティ（感度）：ペースメーカーがセンスできる心房/心室から起こる電気信号のレベル.

閾値：途切れなく心房/心室をペースできるペースメーカーの最小出力.

一般的な使い方
洞性徐脈：心房-心室伝導に問題がなければ AAI，もしも房室ブロックであれば DDD，心房センスが不良であれば DVI，心房ワイヤーがなければ VVI.

JET（充分にゆっくりになったら）：伝導障害がなければ AAI，房室ブロックがあれば DDD，または DVI.

完全房室ブロック：DDD．もしも心房センスが不良ならば VVI.

ラピッド心房ペーシング（RAP）：リエントリー性 SVT や心房粗動/心房内リエントリー性頻拍のリエントリーを終わらせるのに有用．ペースメーカーを RAP モードにする．スタートが押されるまで，ペースメーカーはその前の設定でペースする．頻拍レート（心房粗動/心房内リエントリー性頻拍）より 10～15％速い RAP レートでセットする．スタートボタンを押してそのまま 5～10 秒保持し，その後離す．RAP レートで AAI ペーシングされる.

ペースメーカー使用時のチェック
基礎リズム：自己の心拍数よりもペーシングレートを下げてみる.

センシティビティ：自己の心拍数よりも遅いレートに設定する．最

小のセンス設定から開始し，ペースメーカーがセンスしなくなる（その代わりにペースする）までセンス設定をゆっくり上げていく．センシティビティをこのレベルの半分に設定する．ただし，完全房室ブロックでは，心室のセンシティビティをチェックしてはいけない．

閾値：自己心拍数よりも速く設定する．キャプチャーできなくなるまで出力を下げていく．この値の2～3倍で設定する．

心室ワイヤーが1本の場合のペーシング

心室ワイヤーをペースメーカーのマイナス極にし，経皮ワイヤーを入れる，もしくは心房ワイヤーを陽極として用いる．VVIに設定する．

トラブルシューティング

すべてのセンシング，またはすべてのペーシングの問題：接続回路をチェックする．ワイヤー，コネクター，ケーブル，ペースメーカーの接続が正しいかどうか確認する．

センス不全（通常，心房において）：センシティビティを下げる．リードの極を逆にする．

ペース不全（出力がない）：ハードウェアの問題（ペースメーカーか回路）．

オーバーセンシング：センシティビティを上げる．

キャプチャー不全：出力を上げる，パルス幅を上げる，リード極を逆にする．

横隔膜ペーシング：ペーシングレートでしゃっくりしているような動きとなる．多くは心房リードの出力により横隔膜が刺激される．ワイヤー先端の位置が不適切なことによる．対応としては，出力を下げる，極を逆にする，患児の体位を変える，など．

4.8 心臓-病変/手術
cardiac-by lesion/operation

ALCAPA（左冠動脈肺動脈起始）

左心室心機能低下と心筋虚血．僧帽弁閉鎖不全をほとんどの症例で認める．診断がついたらすぐに手術．左冠動脈を直接大動脈に移植するか，肺動脈内トンネルを作成し大動脈につなげる（竹内法）．

ARCAPA（右冠動脈肺動脈起始）の頻度はずっと少ない．

<重要な点>

乳児が心不全を呈しているときに診断を逃さない．心筋症，心筋炎との鑑別．術前は非常に状態が悪い．術後も左心室心機能低下と僧帽弁閉鎖不全は遷延する．通常，手術室からECMOやVADの補助を伴ってPICUに戻る．

<術後に特に起こる問題>

僧帽弁閉鎖不全と左心室収縮不全．カテコラミンと血管拡張薬で管理する．冠動脈虚血．

不整脈：左心室は期外収縮，VT心室性頻拍の起源．冠動脈虚血．

<通常の術後経過>

体外循環サポートを2～4日間．カテコラミンと血管拡張薬はカニュレーションを抜く前に必要で，抜管後も（術後4～6日）継続する．

心房中隔欠損症（ASD）

手術室でまたはPICUに入室したらすぐに抜管する(4時間以内)．

カテコラミンは通常は必要ない．合併症（不整脈，出血，心嚢液貯留）は非常にまれ．病棟に手術当日か翌日に転棟する．

心房中隔欠損修復術：通常，心房中隔欠損術後では問題はあまり起こらない．しかしながら，2次孔欠損型心房中隔欠損修復術後にPICUに入室した患児では，まれに問題があることがある（非常に小さな患児に非常に大きな欠損孔がある場合）．心嚢液貯留は，心房中隔欠損術後早期に認めることがある．心嚢液貯留では心タンポナーデを起こすことがある．

4.8 心臓-病変/手術

心房中隔欠損症（ASD）

2次孔欠損型ASD
1次孔欠損型ASD
心室中隔
右房　左房
右室　左室

正常な心臓と循環

大動脈
肺動脈
左房
右房
左室
右室

2次孔欠損型ASD
拡大した右心室

1次孔ASD（この図では肺動脈の裏側）

2次孔欠損型ASD

1次孔欠損型ASD

心室中隔欠損症（VSD）

　小さい心室中隔欠損（特に筋性）は閉じる可能性が高い．大きな欠損孔や多発性の心室中隔欠損では左-右シャントにより，心不全や肺血管病変を生じる．2～6か月時にパッチ閉鎖を行う．多発性心室中隔欠損や未成熟の乳児では，肺動脈絞扼術を行う．

<重要な点>

　早期（新生児期）に心不全で受診する．左心系に閉塞/狭窄病変がないか検索する．心不全がある手術前の患児には輸血を行って Hb を 14～16 g/dL に上げると左-右シャントが減少する．

<術後特有の問題>

肺高血圧症：特に修復時期が遅い場合，欠損孔が大きい場合，21 ト

第4章 心臓

リソミーの場合.

不整脈：JET, 完全房室ブロック

呼吸の問題：体重の小さい乳児は, 左-右シャントの術後, 気道狭窄病変/ガストラッピング（肺コンプライアンスの低下, 呼気の延長）などの臨床症状を呈することがある. 気管支拡張薬には反応性が乏しいが, 時間経過とともに, また利尿薬で症状は改善する.

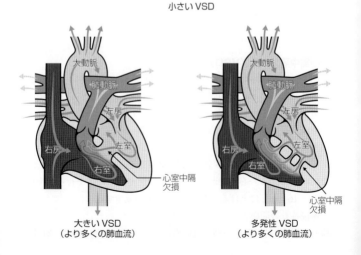

4.8 心臓-病変/手術

<通常の術後経過>

小さい心室中隔欠損,大きな患児:カテコラミンは必要ない.
ウィーニング,抜管は早く進める.

大きな心室中隔欠損孔,心不全を有する乳児:最初の晩は目標とする鎮静深度とドブタミンで管理する.術後1日目にウィーニングし,術後1~2日目に抜管する.

VSDの位置による分類
(VSDの位置により,大動脈酸素飽和度が異なる)

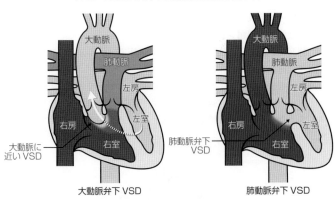

大動脈弁下 VSD / 肺動脈弁下 VSD

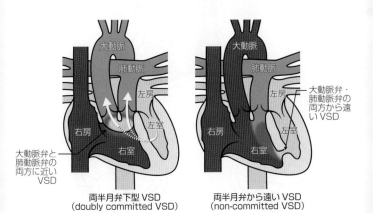

両半月弁下型 VSD
(doubly committed VSD)

両半月弁から遠い VSD
(non-committed VSD)

房室中隔欠損症（AVSD）

<術前の問題点>

大きな左-右シャントによる心不全をきたす．もしも房室弁逆流や左心系の閉塞/狭窄病変がある場合，より状態が悪い．肺高血圧症，21トリソミーの場合，さらに状態が悪い．心不全を，利尿薬，ヘモグロビンが14〜16になるまで輸血，陽圧換気で治療する．根治術は通常2〜4か月で行う．

アンバランス房室中隔欠損：共通房室弁がどちらか一方の心室に優位に開く．単心室循環のコースへ進む可能性がある，小さい方の心室の低形成の程度による．

<術後特有の問題>

肺高血圧症（21トリソミーに注意），JET，完全房室ブロック，残存病変（シャントまたは房室弁逆流）

通常の術後コース：最初の4〜6時間は鎮静し様子をみる．その後，ウィーニングする．複雑でない修復術の場合は翌日の抜管を目指す．もしも上記の合併症があるならば，アプローチを調整する．

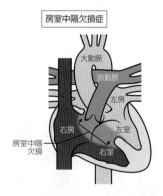

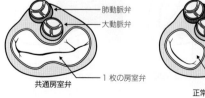

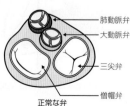

4.8 心臓-病変/手術

房室中隔欠損の修復術

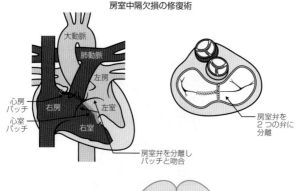

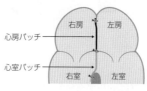

ファロー四徴症（TOF）

生理学的病態は右室流出路狭窄の程度による．狭窄が最小限の場合は，左-右シャントであり，チアノーゼはない．狭窄がある場合は，右-左シャント，新生児期からチアノーゼ，スペル発作を起こす．

<重要な点>

症状がある新生児にはBTシャントを行う．3か月で完全修復術を目指す．肺動脈弁を温存しながら，トランスアニュラーパッチでの修復を行う．体心室（左心室）の心機能は通常良い．

<術前の問題点>

高度なチアノーゼスペル（発作）：治療のレベルを上げる．酸素，体位（頭部を下げ，膝を胸部に押し付ける），鎮静，輸液のボーラス投与，血管収縮薬，βブロッカー（エスモロール 0.5 mg/kg を1分かけて）．

<術後特有の問題>

拘束性右心室（右心室拡張不全）：右心室の拡張不全により，拡張期であっても右室流出路に連続性・順行性の血流が流れる．心エ

第4章 心臓

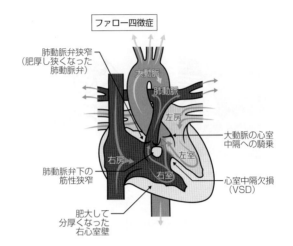

ファロー四徴症
- 肺動脈弁狭窄（肥厚し狭くなった肺動脈弁）
- 大動脈
- 肺動脈
- 左房
- 大動脈の心室中隔への騎乗
- 右房
- 左室
- 肺動脈弁下の筋性狭窄
- 右室
- 心室中隔欠損（VSD）
- 肥大して分厚くなった右心室壁

コーで確かめる．右心房圧が充分か（10台前半から半ば），心房-心室は同調しているか，換気圧が低いかを確かめる．

不整脈/ブロック：JETや完全房室ブロックになりやすい．

＜通常の術後経過＞

「体-肺シャント」の項 (p.118) を参照．

完全修復術後：適切な鎮静深度で管理する．カテコラミンを少量用いる．血管拡張薬は避ける．合併症などがない場合は，6時間後からウィーニングする．12〜24時間後に抜管する．

ファロー四徴症の異型（TOF variants）

肺動脈弁閉鎖（PA），心室中隔欠損（VSD），主要大動脈肺動脈側副血行路（MAPCA）など．

MAPCA：肺動脈弁閉鎖，小さい中心肺動脈，大動脈と肺動脈の間の変化に富む曲がりくねった側副血行路（MAPCA）を伴う，ファロー四徴症の異型．

＜重要な点＞

早期（生後数週）にセントラルシャントを上行大動脈から中心肺動脈に行う（もともとある肺動脈に血流を増やし，肺動脈の成長を促すのが目的である）．根治術（心室中隔欠損閉鎖，右心室-肺動脈

4.8 心臓-病変/手術

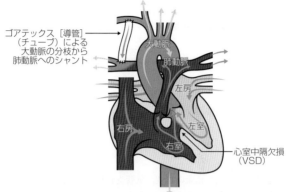

ファロー四徴症の修復術

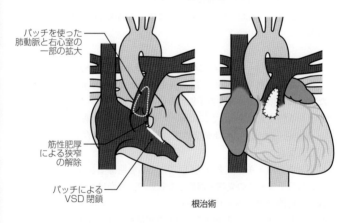

根治術

導管．2歳くらいまでの間に）の前にさらにシャントが必要なことも多い．MAPCA は通常，結紮したり，肺動脈に移設（unifocalization）したりすることもある．

<術後特有の問題>

セントラルシャント後の高肺血流：頻度は少ない．MAPCA とセントラルシャントを介する左-右シャント．高い SpO_2 と低い体血圧．過剰な肺血流を伴う体-肺シャントに準じて治療する．

第4章 心　臓

MAPCA結紮後の肺区域梗塞：頻度は少ない．血性の気管内分泌物．胸部エックス線での区域性変化．感染する可能性がある．「拘束性右心室」の項（p.115）を参照．

＜通常の術後経過＞

「ファロー四徴症」，「体-肺シャント」の項の「＜通常の術後経過＞」（p.116, 119）を参照．

肺動脈弁欠損症候群

ファロー四徴症の一形態で肺動脈弁の無形成，小さい肺動脈弁輪と遠位部肺動脈の異常な拡張．

＜重要な点＞

経過は肺動脈枝の拡張の程度，気管支軟化症の程度による．肺動脈弁閉鎖不全による右心室拡大がある．関連する広範囲に及ぶ病態のため，挿管と人工呼吸器管理が必要になった新生児では，予後は不良である．ファロー四徴症修復術では，肺動脈の縫縮も行うことが多い．

体-肺シャント（BTシャント，セントラルシャント）

新生児期に右心系の狭窄/閉塞病変，または単心室循環がみられた場合に肺循環を確保する手術．血流は，1）ゴアテックスシャントを流れる特定の抵抗（長さに比例，シャントの径の4乗に反比例），2）駆動圧（血圧），3）下流側の圧（肺動脈圧）に依存する．

＜重要な点＞

完全な心内ミキシング→SpO_2 70〜85%を期待できる．シャント音を気管チューブの先端を開放した状態で，または第2肋間胸骨右縁で，聴診器のベルをあてて聴いてみる．PICU入室後すぐにヘパリンを10 u/kg/hrで開始する．充分な鎮静を確実にする．吸痰時にはボーラスの鎮静薬を投与する．ドブタミンを継続する．手術当日の最初の晩にアルプロスタジル（PGE_1）をウィーニングする．

＜術後特有の問題＞

低酸素飽和度：肺自体によるもの（診察，バギングと吸痰，胸部エックス線）またはシャント血流不足（シャントの閉塞，または肺高血圧）．急な酸素飽和度の低下はシャントの閉塞の可能性がある．輸液の投与，カテコラミンや血管収縮薬を用いて体血圧を上げ

る．シャント音が変化したか診察する．急いで心エコーを行う．もしも酸素飽和度の低下が大きく，持続しているならば，心臓外科医を呼ぶ（Cardiac Callout：オンコールの心臓外科コンサルタント・フェロー，手術室看護師，人工心肺技師を至急呼び寄せる）．ヘパリンを50〜100 u/kg投与する．もしも術前の肺血流が制限されていない（例えば肺動脈弁を介した肺血流が残っている）ならば，iNOを考慮する．

シャント血流が多すぎる：頻脈，高いSpO_2，低い拡張期圧，乳酸血症，心不全．肺血流は過剰になることで，体循環血流量が減少して，心負荷が増加する．PEEPを10 cmH_2O に上げ，FiO_2を0.21に下げ，Hbが14〜16 g/dLになるまで輸血する．CO_2を50 mmHgに上げることを考慮する（筋弛緩が必要になる可能性がある）．FiO_2をさらに下げるため，N_2を追加するか話し合う．心臓外科医により"ラッピング"（同サイズのゴアテックスの人工血管でシャントをラッピングすることでシャントのサイズを縮小する）を行う．このような患児では，シャントのサイズに体が順応するまで長期間陽圧換気が必要な可能性がある．

<通常の術後経過>

最初の12時間は充分に鎮静をする．その後ウィーニングをする．血行動態が不安定にならないかぎり，筋弛緩する必要はない．術後1〜2日目での抜管を目指す．食事が始まったらアスピリンを開始する．3.0 mmのシャントの場合はクロピドグレルを追加する．

肺動脈絞扼術（PAバンディング）

肺血流（PBF）を制限する手術．通常，1）新生児期に修復不可能な左-右シャントがある，2）さらなる手術を控えた成長期に肺循環を守るため，3）遅い時期に紹介された大血管転位で，スイッチ手術に向け，左心室を準備（トレーニング）する目的で行われる．

<重要な点>

正確なきつさでバンディングするのは難しい．通常初期はゆるいが，成長に伴いきつくなる．術後は，バンディングされた心室への急激な後負荷の増加のため，非常に不安定になり得る．

<術後特有の問題点>

きついバンディング：心室機能の低下，心室性不整脈/徐脈，±低い

酸素飽和度．対応としては心肺蘇生，心エコー，心臓外科医をすぐ呼ぶ．

ゆるいバンディング：高い酸素飽和度と持続する高肺血流．対応としては肺血管抵抗を高めるようにする（FiO$_2$ 0.21，PEEP 10，PaCO$_2$ 50，Hb 14～16）．呼吸器サポートからゆっくりウィーニングする．

肺高血圧症：術前に高肺血流だった場合によく起こる．術後に急激に肺血管抵抗が高くなりやすい．

バンディング操作によるもの：主肺動脈や肺動脈弁の損傷．心筋虚血所見はバンディングによる冠動脈圧迫の可能性が考えられる．

<通常の術後経過>

初日の晩は充分に鎮静し，吸痰時は追加で鎮静薬を用いる．術後1日目にウィーニングをし，24～48時間後に抜管する．ゆるいバンディングで高肺血流量の場合，呼吸器サポートからゆっくりとウィーニングする．

左心低形成症候群（HLHS）

一般的に，一般の病院で出生し，良い状態で転送されてくる．転院時は通常，自発呼吸であり，アルプロスタジル（PGE$_1$）点滴が行われており，SpO$_2$は80台である．

<術前の問題>

バランス循環：体循環の血液は動脈管を介して流れる．通常，生後は充分な血流量であるが，最初の数日で肺血管抵抗が低下すると変化していく．もしも肺血流が過剰になり，体循環が不充分な徴候（頻脈，頻呼吸，高いSpO$_2$，血圧低下，乳酸値の上昇）があれば挿管し，換気を調整する．挿管にはドブタミン，輸液負荷，上級医の助けが必要である．体-肺シャントの術後に準じて管理する．

心房中隔が狭い場合：患児はチアノーゼを呈し，頻呼吸で出生後急激に具合が悪くなる．挿管，人工呼吸が必要になる．緊急心房中隔裂開術/Norwood手術を行うか，緩和ケアを行うかを話し合う．

<重要な点>

手術は生後3～7日目に行う．Norwood手術のルーチンはmBTシャントである．Sano手術（RV-PA導管）は3kg未満で行う．非常に不安定な循環である．術後早期は少しの変化にセンシティブで

ある．SpO_2 で70〜85%を目標にする．BTシャントの術後管理に準じて管理する．低心拍出量症候群（LCOS）になりやすい．LCOSは術後の問題としてよく起こる．術後の最初の夜はカテコラミンを増量する必要があることが多い．懸念事項があれば（右心室機能，房室弁逆流），心エコーを行う．

バランス循環：「体-肺シャント」の項の「＜術後特有の問題＞」（p.118）を参照．肺血流過多・過少に対する治療を行う．

＜低酸素＞

原因：1）肺自体の問題
2）不充分な肺血流：体-肺血流シャントの術後の問題に準ずる
3）シャント血流の制限（3.0 mm，ラッピングした3.5 mm）

心筋虚血：冠動脈血流の低下による心筋虚血所見がないか，特に非常に小さい上行大動脈の大動脈弁閉鎖症例-心電図，トロポニン，心エコー，さらなる画像検査が必要か話し合う．

＜通常の術後経過＞

最初の晩は充分に鎮静する．胸骨閉鎖を術後1〜2日に行う．抜管をその後1〜2日後に行う．一般病棟に術後5〜7日目に転棟する．BTシャントに準じて抗凝固を行う．多くの患児はより複雑でゆっくりPICUで術後経過をたどる．

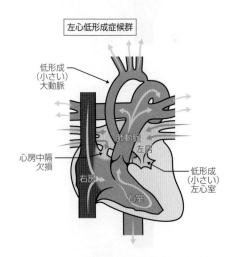

第4章 心臓

- 動脈管の離断
- 大動脈は縦方向に切開
- 肺動脈は離断し縦方向に切開

術前の解剖

- 肺動脈の基部，低形成の大動脈基部，パッチを用いた大動脈の再建
- ゴアテックスシャント（チューブ）による大動脈の分枝から肺への血流の維持
- 肺動脈近位部と動脈管側は閉鎖

BTS Norwood 手術

- 導管（チューブ）による右心室から肺動脈への血流の維持
  大動脈の右側を通す場合もある

Norwood（Sano）手術

両方向性グレン手術（両方向性上大静脈肺動脈シャント：BCPS）

すべての上大静脈血流を心臓を経ずに受動的に肺動脈に流れるようにする手術である．通常は肺動脈に他の血流源はない．心室の容量負荷を軽減する目的で行う．通常，単心室パスウェイのうちの2段階目として生後3か月頃に行われる．

<重要な点>

心臓内のミキシングにより，SpO_2は70〜85%になることが予想される．陽圧換気は胸腔内圧を上昇させ，肺血流を減少させる．低い平均気道内圧を用いる．PEEP 5ぐらい与えると無気肺を防止できる．

<術後特有の問題>

チアノーゼ：原因：1) 肺自体の問題，2) 肺血管抵抗の増加，3) 静脈-静脈の側副血行路（上大静脈から下大静脈へ），4) 上大静脈-肺動脈への血流障害，5) 低心拍出（低いSvO_2）．SVC圧が高いか，SVC狭窄の徴候がないか検索する．高い肺血管抵抗になる原因がないか（アシドーシス，肺の過膨張，無気肺，気胸）を確かめる．心機能，房室弁，肺動脈への吻合を確認するため，心エコーを行う．SVCから心房へのシャントがないか，バブルスタディを行う．静脈-静脈側副血行路やBCPSの狭窄/閉塞がないか，より詳細な画像検査（カテーテル，CTアンジオグラム）を行う．充分かつ低い換気圧，低下した心機能のためのカテコラミンの投与などを確かめる．$PaCO_2$を50 mmHgに上昇させる（脳血流とSVC血流を増加させ，酸素化を改善する）．アシドーシスは避ける．SVC圧の上昇のサインが遷延する場合はiNOを試みる．

体血圧の上昇：SVC圧が上昇していることに関連している可能性がある．血管拡張薬で治療する．多くの場合，その後もACE阻害薬が必要になる．

頭痛：患児はほとんどの場合に頭痛を示し，落ち着かなくなる．高いSVC圧が原因である．

<通常の術後経過>

手術当日に抜管する．カテコラミンの必要性は低い．術後1日目に内頸静脈ラインを抜く．食事が始まったらアスピリンを開始する．

第4章 心臓

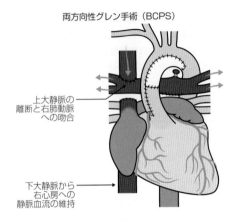

両方向性グレン手術（BCPS）

上大静脈の離断と右肺動脈への吻合

下大静脈から右心房への静脈血流の維持

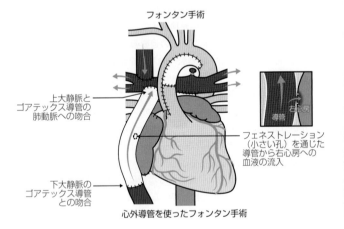

フォンタン手術

上大静脈とゴアテックス導管の肺動脈への吻合

下大静脈のゴアテックス導管との吻合

フェネストレーション（小さい孔）を通じた導管から右心房への血液の流入

心外導管を使ったフォンタン手術

フォンタン（Fontan）手術

すべての体静脈血流を受動的に肺に流れるようにする手術である．下大静脈からの血流は心外導管を通って右肺動脈下部に流れる．単心室パスウェイの最終手術である．通常 BCPS を経たあと，4歳頃までに行われる．

<重要な点>

経肺圧較差＝SVC（上大静脈）と心房の圧較差．導管と心房の間

のフェネストレーション（開窓）の場所で動静脈血のミキシングが起こる．高い肺血管抵抗の際はフェネストレーションを介する右-左血流により心室への血流が増加する．SpO_2は，術後最初の晩は通常80％台で，数日かけて90％台に上昇する．陽圧換気は胸腔内圧を上昇させ，肺血流を減少させる．低い平均気道内圧を用い，PEEP 5で無気肺を予防する．ヘパリンを 15 u/kg/hr 投与する．

<術後特有の問題>

- フォンタン血流の低下：高い静脈圧，肝腫大，胸腔ドレーン量の増加，チアノーゼ．原因：低心拍出，肺血管抵抗の上昇，導管の狭窄/閉塞．換気，胸部エックス線をチェックする．バギングと気管内吸引を行う．高い肺血管抵抗になる原因（アシドーシス，肺過膨張，無気肺，気胸）がないか確かめる．心エコーで，心機能，房室弁，フォンタン経路，フェネストレーションと肺動脈をみる．呼吸に原因があれば修正する．心機能低下に対しカテコラミンを使用する．肺血管抵抗の上昇が遷延しているならばiNOを用いる．
- チアノーゼ：原因：肺自体の問題，フォンタン血流の低下（上記参照）．

  肺内動静脈瘻（BCPS後にできる患児がいる）：上記にならって検索する．肺動静脈瘻がないか術前のカテーテルをチェックする．
- 胸水：持続する大量の胸水には，4％アルブミン静注により部分補正輸液を行う．乳糜胸はよく起こり得る．

<通常の術後経過>

ほとんどの患児は 0.1 μg/kg/min のノルアドレナリンを投与されている状態でPICUに帰室する．最初の12時間でノルアドレナリンを漸減中止する．血管拡張している際は血圧維持のため輸液を行う．早期抜管（4時間以内）をする．病棟には術後1日目に転棟する．抗凝固薬をワルファリンへ変更する．

心室中隔欠損のない肺動脈弁閉鎖（PA，IVS）

この心奇形は解剖学的にバリエーションに富んでいる．右心室の低形成の程度，三尖弁の異形成の程度，冠動脈異常など．新生児期の手術で優先させるべきことは，肺血流を確保すること（肺動脈弁裂開術，またはBTシャント，あるいは両方），右心室が成長する可能性を最大化することである．最終的な修復は，単心室循環，2心

第4章　心臓

室循環，あるいは1.5心室であるが，右心室と三尖弁の解剖にあわせて修復法を選択する．

<重要な点>

動脈管に依存した肺血流．分厚く，内圧が高く，コンプライアンスのない（広がりにくい）右心室．右心室と冠動脈の瘻管交通が発達している場合，冠動脈血流は右心室圧に依存する．

<術後特有の問題（手術によるもの）>

チアノーゼ：他の原因を除外する．おそらくは肺動脈血流不足による．肺血管抵抗を低くする．肺高血圧症の治療に準じ換気条件を調整，iNOを用いる．血管拡張薬を避ける．まだ終わってなければ，BTシャントが必要．

冠血流不足による心筋虚血：冠動脈が右心室に依存する循環で，右室流出路-肺動脈弁が開存している場合．検査としては心電図，心エコー，トロポニン．輸液による循環血液量の増加を図る．末梢血管抵抗を上げる（ノルアドレナリン）．心臓外科医を呼ぶ．

<通常の術後経過>

経過は様々である．PICUで長期間，右心室から肺動脈への順行性血流を期待しながら，チアノーゼの状態で過ごす患児もいる．

心室中隔欠損を伴う肺動脈弁閉鎖（PA，VSD）

しばしばMAPCA（主要大動脈肺動脈側副血行路）を伴う．通常，2段階，あるいは3段階の段階的修復を行う．心室中隔欠損を伴う肺動脈弁閉鎖では，通常，肺血流は動脈管に依存する．一方，MAPCAを伴う心室中隔欠損＋肺動脈弁閉鎖では，動脈管はほとんどの場合存在しない．

1. 体-肺血流シャント術：体-肺シャントは胸骨正中切開，人工心肺スタンバイで行う．同時にPDAも結紮する．MAPCAの結紮が行われることもある．

   術後の問題点：BTシャント，あるいはセントラルシャント術後と同様の問題（「体-肺シャント」の項（p.118）参照）．チアノーゼが進行する（肺自体の問題，換気の問題を除く）．広範囲の肺梗塞，それに続く感染とエアリークなどが起こる．

   通常の術後のプランとして，人工呼吸管理を一晩行う．筋弛緩を翌朝早く中止するか，不安定な場合はその後しばらくして止

4.8 心臓-病変/手術

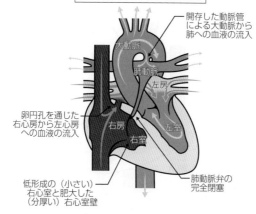

心室中隔欠損のない肺動脈弁閉鎖

- 開存した動脈管による大動脈から肺への血液の流入
- 大動脈
- 肺動脈
- 左房
- 卵円孔を通じた右心房から左心房への血液の流入
- 右房
- 左室
- 右室
- 低形成の（小さい）右心室と肥大した（分厚い）右心室壁
- 肺動脈弁の完全閉塞

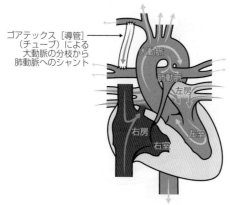

- ゴアテックス［導管］（チューブ）による大動脈の分枝から肺動脈へのシャント
- 大動脈
- 肺動脈
- 左房
- 右房
- 左室
- 右室

シャント手術

める．通常，強心薬投与を必要とする．「体-肺シャント」の項(p.118)を参照．

2. 開心術．胸骨正中切開を行い，VSD は閉鎖できる可能性がある．しかし上昇した肺血管抵抗により右心室圧が高い場合，または未発達な肺動脈径の場合は，VSD はフェネストレーション（開窓）を置くか，閉鎖しない．シャントをテイクダウンし，主

第4章 心臓

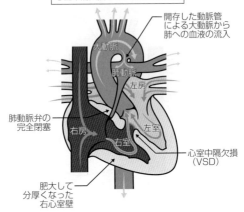

心室中隔欠損を伴う肺動脈弁閉鎖

- 開存した動脈管による大動脈から肺への血液の流入
- 大動脈
- 肺動脈
- 左房
- 肺動脈弁の完全閉塞
- 右房
- 左室
- 右室
- 心室中隔欠損（VSD）
- 肥大して分厚くなった右心室壁

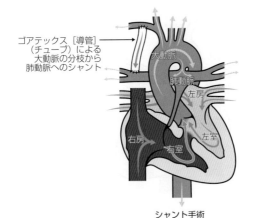

- ゴアテックス［導管］（チューブ）による大動脈の分枝から肺動脈へのシャント
- 大動脈
- 肺動脈
- 左房
- 右房
- 左室
- 右室

シャント手術

肺動脈を修復する．右心室と肺動脈の間に弁付き導管（ホモグラフトを用いることが多い）を置く．

通常，術後に起こり得る問題点：

・ファロー四徴症と同様，右心室拡張不全，高い中心静脈圧，前負荷依存．

・出血．縫合線の多さ，長い手術時間，術中の吸引や人工心肺

による血液のダメージ（Kの上昇など）が起こる．
- 房室ブロックや接合部異所性頻脈（JET）などが起こることがある．
- 肺動脈狭窄が残存することがある．

通常の術後のプランとして，もしも安定していて乳酸値が18 mg/dL（2 mmol/L）未満であれば，鎮静を弱めていく．拡張不全がある場合は，長期間の人工呼吸管理は望ましくない．通常，低用量の強心薬および/または血管拡張薬を用いる．

総肺静脈還流異常症（TAPVD）

すべての肺静脈血流が右心房に還流する病変である．肺静脈と体静脈系が上心臓，心内，下心臓に接続する．卵円孔開存（PFO）による右-左血流により左心室からの心拍出が維持される．通常はTAPVDのみだが，他の複雑心奇形の一部として起こることもある．

＜重要な点＞

総肺静脈還流異常症の重症度は，肺静脈血流の閉塞/狭窄の程度による．下心臓型は通常閉塞/狭窄の程度が強い．チアノーゼ，低血圧，肺高血圧症を呈する．緊急手術の適応である．

肺静脈還流が閉塞/狭窄していない場合：軽度の呼吸不全，SpO_2は80～90台．左心房と左心室は通常相対的に小さく，コンプライアンスが低い．

＜術後特有の問題点＞

肺高血圧症：閉塞していた肺静脈の修復の術前・術後に遷延する静脈閉塞の結果，非常に起こりやすい．残存する閉塞/狭窄病変がないか心エコーで調べる．

コンプライアンスの低い左心房/左心室：高い左心房圧，輸液の負荷に非常にセンシティブである．小さい左心室容量で，相対的に頻脈となる．

乳糜胸：閉塞していた肺静脈を修復した後によく起こり得る．静脈閉塞の結果，二次的な肺のリンパ管拡張が起こる．残存/再閉塞（狭窄）病変がないか除外診断する．呼吸器サポートを非常にゆっくりとウィーニングする．

＜通常の術後経過＞

術前の肺静脈還流の閉塞/狭窄の程度による．術前の状態が良く，

第 4 章 心 臓

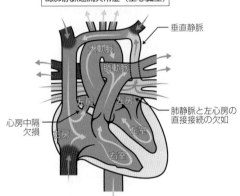

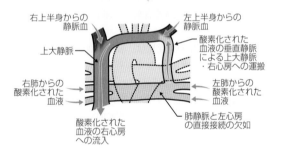

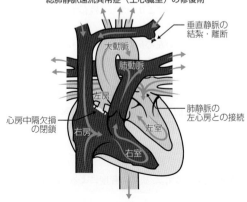

4.8 心臓-病変/手術

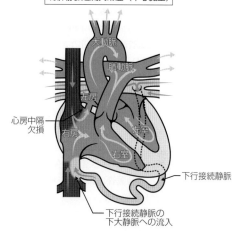

総肺静脈還流異常症（下心臓型）

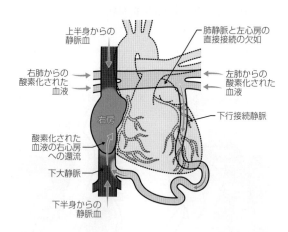

閉塞/狭窄病変がなかった場合は，左-右シャントの修復と同じ経過をたどり，術後経過は良好である．閉塞/狭窄病変があった場合，病態は安定しない．鎮静を深くし，肺高血圧を管理し，ゆっくりとウィーニングする．

第4章 心臓

大血管転位症（TGA）

通常は大血管転位のみで他の病変を伴わない．冠動脈の解剖は重要であるが，冠動脈の走行異常による手術の禁忌はない．

心室中隔欠損のない大血管転位は，出生直後からチアノーゼを呈することが多い．生後10日以内に動脈スイッチ手術（ASO）を行う．心室中隔欠損（VSD）がある場合は数週後に行う．心室中隔欠損のない大血管転位の患児で診断が遅れた場合は，左心室トレーニングのため，動脈スイッチ手術に先がけて肺動脈絞扼術が必要になる．

<重要な点>

酸素化は心内の左-右シャント（心室中隔欠損，卵円孔開存，心房中隔欠損）の程度による．動脈管は肺血流を増加させ，左心房負荷を増大し，左-右シャントを増やす．

【動脈スイッチ手術（ASO）】

<術前の問題点>

チアノーゼ：プロスタグランジン E_1 製剤，バルーン心房中隔裂開術

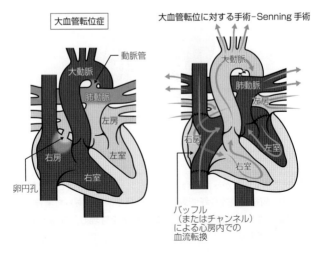

(BAS)により左-右シャントは増加する．BAS手技に際しては挿管し，鎮静する．炎症反応がBAS後に起こり，血圧低下，頻脈を呈する．輸液負荷，少量の血管収縮薬/カテコラミン投与を開始する．全身状態が安定している場合は，呼吸器をウィーニングして抜管する．次の1～2日間をかけてプロスタグランジンE_1製剤を減量し，中止する．BASが成功したにもかかわらずチアノーゼ

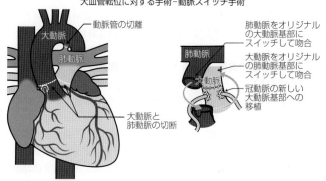

大血管転位に対する手術-動脈スイッチ手術

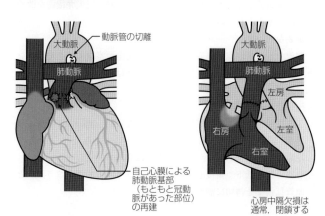

が遷延する場合は，ECMO が必要か，あるいはすぐに動脈スイッチ手術が必要になる．

<術後特有の問題>

冠血流低下に伴う心筋虚血：緊急で詳しく調べ，心臓外科医と対応策を話し合う．

低心拍出量症候群（LCOS），不整脈（JET，その他の上室性不整脈，完全房室ブロック，心室性不整脈）：不整脈に対応し，冠動脈の問題を除外する．

<通常の術後経過>

最初の晩は鎮静深度の目標を設定して管理する．強心薬が必要．もしも全身状態が安定していれば，12時間後からウィーニングを開始する．術後1日目までにプロスタグランジン E_1 製剤とニトログリセリンをウィーニングして中止する．術後1～2日目に抜管する．

大血管転位の異型（TGA variant）：先天性修正大血管転位（ccTGA）

左房-右室-大動脈，右房-左室-肺動脈の血流動態となる心奇形で，通常は心室中隔欠損（VSD），肺動脈弁下狭窄，三尖弁の異常を伴う．右心室心機能低下，三尖弁閉鎖不全の進行を避けるため，手術を行う．Senning 手術＋動脈スイッチ手術＝ダブルスイッチを行う．手術のタイミングについて，判断は難しく，様々な可能性がある．前処置としての肺動脈絞扼術は，右心室，三尖弁機能を改善し，左心室をトレーニングする．

<重要な点>

関連する病変が臨床経過を左右する．完全房室ブロックやリエントリー性上室性頻拍（SVT）などの不整脈はよく起こり得る（異常伝導路による）．

<術後特有の問題>

リズムの異常：完全房室ブロック，上室性頻拍，洞房結節不全．体静脈・肺静脈還流の閉塞/狭窄をきたす場合があるため，心房圧を注意してチェックする．懸念があれば心エコーを行う．

左心室心機能低下：術後心エコーをチェックする．カテコラミンと血管拡張薬を適切に調整する．

4.8 心臓-病変/手術

<通常の術後経過>

リズムが安定し,体循環に左心室がうまく対応しているならば,一晩かけてウィーニングし,術後1日目に抜管する.

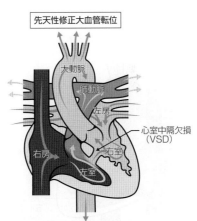

心室中隔欠損を伴う修正大血管転位

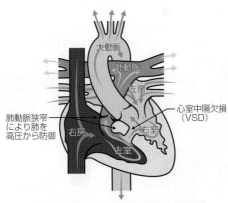

肺動脈弁下狭窄・VSDを伴う修正大血管転位

第4章 心臓

総動脈幹症

1本の動脈幹から体循環，肺循環双方に血液が流れる心奇形である（必ず心室中隔欠損（VSD）を伴う）．大動脈弓部低形成/離断を伴うことがある．22q11 部分欠損を伴うことも多い．肺血管抵抗の低下に伴い，急速に肺血流過多が進行する．

新生児での修復術：肺動脈を動脈幹から独立させ，心室中隔欠損（VSD）を閉じる．右心室-肺動脈導管を用いる．

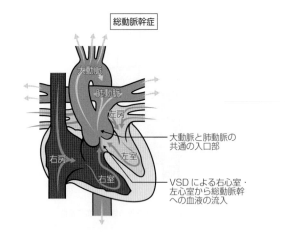

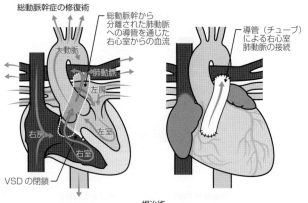

根治術

<重要な点>
術前左-右シャントが過剰な場合,術後肺高血圧になりやすい.冠動脈走行異常を50%弱に認める.総動脈幹弁(大動脈弁)は形態異常があり,逆流を起こしやすい.房室伝導路の場所は様々である.
<術後特有の問題>
低心拍出量症候群(LCOS):よく起こり得る.肺高血圧や,冠血流低下に伴う心筋虚血を引き起こす.
不整脈:JET,完全房室ブロック.
<通常の術後経過>
最初の晩は目標とする鎮静深度(もしも,合併症があるならば,深い鎮静で)で管理する.術後1日目にウィーニングする.術後2~4日目に抜管する.

大動脈離断(IAA)

大動脈弓の完全離断である.たいてい心室中隔欠損(VSD)を伴う.全身循環は動脈管に依存する.新生児期での修復を行う.22q11部分欠損との強い関連がある.
<重要な点>
入院時にショック状態であることがよくある.大きく,狭くないVSDがある.SpO$_2$は動脈管前後でほぼ同じである.
<術後特有の問題>
肺高血圧症,不整脈:JET,完全房室ブロック.声帯麻痺.
左気管支圧排:肺の過膨張/左肺の虚脱.気管支鏡とCTアンジオグラムで精査する.長期の呼吸器管理や大動脈吊り上げ術(aortopexy)が必要になる場合がある.
<通常の術後経過>
最初の晩は目標とする鎮静とカテコラミンで対応する.術後1日目に呼吸器をウィーニングする.術後2~3日目に抜管する.

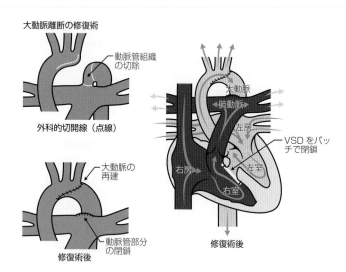

大動脈離断

大動脈離断の修復術

心筋炎

1. 心筋症(次項)にならって治療する.
2. 免疫グロブリン製剤の初期からの投与を考慮する. 2 g/kgを16時間をかけて静注(IV).

3. 免疫抑制剤の使用については定まっていない．治療は，プレドニゾロン，プレドニゾロン＋アザチオプリン，またはシクロスポリンを投与する．

＜精　査＞

次項「心筋症」の項のはじめの箇所を参照．

　もしも患児が死亡したら全例検視を行うことが望ましいが，生検のみに限られることもある．組織はすぐに採取するべきである．病理に連絡する．剖検キットとドライアイスを用意する．

心筋＋骨格筋：電顕用にグルタルアルデヒドに1組織ずつ入れる（4℃で保存）．組織学検査＋顕微鏡用にホルマリンかパラフィンに1組織ずつ入れる．それぞれ2×0.5 cmの切片にする（ラップしてホイルに包み，スクリューキャップ付きのチューブに入れ，ドライアイスで覆い，-70℃で保存する）．

肝臓：電顕用にグルタルアルデヒドに1組織ずつ入れる（4℃で保存）．2つの塊または2つのキューブ状のものを同様に保存（ラップしてホイルに包み，スクリューキャップ付きのチューブに入れ，ドライアイスで覆い，-70℃で保存する）．

皮膚：全厚で1組織（表面から1～3 mmの直径で）を組織培養液かウイルス検査試薬に入れて4℃で保存する．

血液：DNA検査のため，ヘパリンチューブに10 mL入れる．24時間以内に提出できるなら室温で保存，そうでないならば凍結保存．

心筋症 (前項「心筋炎」も参照)

＜精　査＞

　血算，赤沈，血糖，血液ガス，ピルビン酸，乳酸，肝機能，甲状腺機能，カルシウム，リン，CK，BNP，セレン，フェリチン，トロポニン，カルニチン，アシルカルニチン．代謝のスクリーン用の尿，有機酸用にガス液体クロマトグラフィー．ウイルスPCR用と培養用に尿，鼻腔咽頭ぬぐい液，便，5 mLの凝固血（血清学的検査）．オーダー用紙にアデノウイルス，エンテロウイルス，インフルエンザウイルス，パラインフルエンザウイルス，パルボウイルスB19，サイトメガロウイルスなどを記載する．心電図，心エコー（2D, Mモード），24時間ホルター心電図，エックス線．代謝科にコンサルトする．

第4章 心臓

<管　理>

CPAP，BiPAPまたは人工呼吸器で管理．これらの呼吸補助により，左室の壁張力と呼吸仕事を減らすことができる．

心エコーとCVPをチェックし，最適な血管内容量がどれくらいかを決定する．肥大型心筋症では，高いCVPが必要なことがある．

不整脈を治療する（循環器科医にコンサルトする）．LVEFが0.35以下の場合，両室ペーシングを考慮する．不整脈を注意深くみる．カテコラミンを投与すると通常，悪化する．

ドブタミン，ミルリノン，レボシメンダンを交互に用いることは拡張型心筋症で有効な可能性がある．肥大型心筋症ではまれにしか用いない．

拡張型心筋症の場合，血管拡張薬（ミルリノン，レボシメンダン）が望ましいが，ゆっくりと導入する（特に血管内容量が不足している場合）．安定していれば，ACE阻害薬（カプトプリル）をゆっくりと導入する．

スピロノラクトンを開始する．フロセミドも恐らく必要となる（血管内容量低下は避ける）．

βブロッカー（カルベジロール）は，もしも耐え得るのであれば有効である可能性がある．肥大型心筋症の患児ではエスモロール静注（IV）を考慮するべきである．カテコラミン使用中のβブロッカーは論理的でない．

血糖が正常であることを確認する．栄養補給を最大限に増やす．経静脈栄養を考慮する（腸管循環低下の徴候がある場合には特に考慮する）．

PICUでは，低用量ヘパリンと抗凝固薬を投与する．

LVEFが25%以下の患児では，長期の抗凝固を導入する．

他の治療としてはまれに，カルニチン，コエンザイムQ10，セレン，L-アルギニンが用いられる．

植え込み心室補助装置（VAD）の導入は，心移植候補になる可能性のある患児に限られる．進行する多臓器不全に対して，もしもはじめに植え込みVADが不可能な場合，遠心ポンプを用いたVADか，頚部または鼠径部からのECMOを考慮する．

ECLS (ECMO)

適応:最大限の内科的治療でも進行する呼吸不全(VV-ECMO)または心不全(VA-ECMO)に対して用いる.一方の心室機能不全(ALCAPA,TGA)に対して,または長期VADへのブリッジ目的では遠心ポンプによるVADを用いる.

禁忌:背景にある条件が不可逆的な場合,在胎34週未満,頭蓋内出血,骨髄移植後.ECMO要請は常にオンコールのECLSコンサルタントとディスカッションする必要がある,相対的な禁忌や不確実な因子がある場合は特にその必要性がある.

DP3サーキット:体重10 kg以下1/4″ Hilite 2400 LTオキシジェネーター,10 kg以上3/8″ Hilite 7000 LTオキシジェネーター.10 kg以下の場合,血液プライミングする.

流量:VA:150 mL/kg/min(10 kg未満)または2.4 L/m^2/min(10 kg以上).VV:VAの流量の約70%.敗血症や体-肺シャントのある症例ではより多い流量が必要になる.スペクトラムモニターを使って血流量とSvO_2をモニターする.脱血圧>-20 mmHg,プラズマHb<0.1 g/Lにする.

ガス交換:最初のスウィープガス:流量比を10 kg未満では0.7:1で,10 kg以上で1:1にする.FiO_2 0.5にする.鎮静時の肺の換気条件:10×20/10,FiO_2 0.3〜0.5にする.PaO_2 80〜100 mmHg,$PaCO_2$ 40〜45 mmHgを目標にする.

抗凝固:カニュレーション時にヘパリンボラスを50〜100 u/kg,その後10〜40 u/kg/hrで持続.15 kg未満ではACTを150〜170 sec,15 kg以上ではAPTT 70〜90 secでコントロールする.エポプロステノール5 ng/kg/minとNO 20 ppmを用いることがある.血小板数8〜10万/μL,Hb 8〜10 g/dL,フィブリノゲン>150 mg/dLを維持する.

もしも,出血(4時間で4 mL/kg/h)が続いた場合,ヘパリンを10 u/kg/hrに下げ,エポプロステノールを中止し,血小板10〜12万/μL,Hb 12 g/dL,フィブリノゲン200 mg/dLを維持する.外科的血腫除去,止血術を考慮する.

血液濾過:ECMO回路のラインを通して血液濾過を行う(オキシジェネーター後から血液をとり,オキシジェネーター前に戻す).プライミングとしてヘパリンは用いない.持続ヘパリンをフィル

ター前に 2 u/kg/hr で流す.

<ECMO 管理>

クロスマッチが可能であれば,赤血球(RBC)を 1 u,クロスマッチが不可能であれば O (-) 照射血液をオーダーする.ECPR 中や,10 kg 以上の患児には,クリアプライミング式人工心肺回路を用意する.

カニュレーション前にセファゾリンを 50 mg/kg 投与する.ECMO 中は,予防的抗菌薬投与は必要ない.

患児がドレーピングされても活栓にアクセスできるよう,またカニュレーション直後に血液ガス採血できるよう,エクステンションラインを使って中心静脈ラインへのアクセスを確保する.

カニュレーションの場所は,サポートの種類(VV か VA か),患児の年齢,患児の背景によって異なる.

カニュラの位置とサポートが充分かは,カニュレーション 1 時間後の胸部エックス線や心エコーを行い,チームメンバーで確認する.ECMO サポート中の侵襲的手技は避けるべきで,ECLS コンサルタントへの相談が必要である.

<ECMO の準備:CPR(心肺蘇生)中の緊急 ECMO>

通常,クリアプライミングの緊急 ECMO 回路を準備する.輸血が可能であれば,回路内のプライミング液を血液で置き換える.赤血球 4 u,FFP 2 u,クリオプレシピテートを 1 u,血小板を 2〜5 u 用いる.照射した赤血球,血小板を用いる.血算,凝固,肝機能検査,クレアチニン,血液培養,尿培養を提出する.尿道カテーテルを挿入する.家族に ECMO のリスクについて理解をしてもらう.追加のトランスデューサーを準備しておく.

準備:ヘパリンを 20 u/kg/mL と 1 u/mL 生理食塩水に溶解したものを用意しておく.褥瘡予防マット,エアマットレスを用意する.ACT 測定装置,ブラントニードル(先端が尖っていない針),スワブ,アルコールスワブを用意する.ECLS トローリーにつなぐ停電時用の赤いコンセントを準備する.機械を安全な場所に置く.ECMO 用のクランプを準備する.

ECLS（長期 VAD）

【ベルリンハート：BERLIN HEART（EXCOR）】
 患児：20 kg 未満，LVESD 40 mm 未満
 空気圧駆動システム（IKUS）
 ワルファリン，アスピリン，クロピドグレルで抗凝固

＜通常の作動条件パラメーター（VAD チームと相談する）＞
 レート　　　60～120 bpm
 収縮期圧　　＋150～＋250 mmHg
 拡張期圧　　－20～－50 mmHg
 収縮時間　　30～50％

＜ベルリンハートを管理する際の臨床上の要点＞

チャンバーのフィリングが悪い：前負荷，リズム，右室機能，肺血管抵抗，胸水，タンポナーデがないか，カニュラ位置等を評価する．血管内容量，心エコー，VAD レートを下げる，拡張期圧の陰圧をさらに下げる，などを考慮する．

チャンバーの不充分なエンプティング：後負荷，出口側のカニュラ位置，チャンバー内血栓を評価する．血管拡張薬，VAD の収縮期圧を上げるか収縮時間％を増やす，VAD レートを減らす，などを考慮する．

チャンバー内のフィブリンやクロット：抗凝固療法を再検討する．VAD チームに知らせる．もしも神経学的に変化があれば，脳 CT 撮影を考慮する．

チャンバーまたはドライバーの故障：APLS を行う．手動ポンプ（60～90 bpm），Cardiac Callout（オンコールの心臓外科コンサルタント・フェロー，手術室看護師，人工心肺技師を至急呼び寄せる），IKUS ユニットを交換する．

【ハートウェア：HEARTWARE（HVAD）】
 体内植え込み型遠心血流ポンプ
 患児サイズ 20 kg 以上，LVESD 45 mm 以上
 ドライブラインはコントローラーとバッテリーに接続されている．
 ワルファリンとアスピリンで抗凝固を行う．

＜通常の作動条件パラメーター（VAD チームと相談する）＞
 回転数 2,400～3,200 rpm．

平均血圧 80 mmHg 未満（小さい患児では 70 mmHg 未満）

平均血圧を上げるために VAD の設定条件を変更しない．

＜ハートウェアを臨床上管理する際の要点＞

ポンプは前負荷に依存し，後負荷に鋭敏に反応する．流量は，回転数，出力（様々な条件），ヘマトクリット値からアルゴリズムで推定される．

推定流量の減少：波形振幅が小さい＝右心不全，またはタンポナーデを意味する．この場合は，血管内ボリューム，iNO の投与，カテコラミンの投与，心エコーや CT による縦隔の評価，などを考慮する．波形振幅が高い＝体血圧が高いことを意味する．貧血では，数日間に渡って推定流量が低く提示されることがある（VAD のヘマトクリット入力値をチェックする）．

推定流量の増加：波形振幅が高い＝血管内ボリュームが過剰であることを意味する．ポンプに血栓があると数日に渡って推定流量が高く提示されることがある．外部の"手動ポンプ"はない．胸骨圧迫による CPR は勧められない．除細動と二次救命処置の薬剤は通常通り．

第5章　その他の手術

5.1 側弯症術後
scoliosis repair post-op

側弯症術後の小児では人工呼吸からのウィーニングに長時間を要することがある．肺の虚脱，肺炎，胸壁動揺（1本以上の肋骨を切除した場合），横隔神経麻痺（特に前方アプローチの場合）をチェックする．

体位：背中を常にまっすぐに保つ．
　患児がずり落ちて矯正器具に圧がかかる危険性があるため，ベッドは通常，水平に保つ．器具は小児の軟らかい骨に固定されていることが多い．もしもベッドを起こさなければならない場合，例えば抜管後などでは，屈曲点は股関節だけにして腰を屈曲しないようにする．患児が滑ってしまう可能性があるので，患児をそのままの体勢にしておかない．ベッドを中ほどで折り曲げるのではなく，ベッド全体を傾斜させたほうがより安全である．

抜管後の理学療法の重要性を考慮して，また抜管が成功する確率を上げるために，これらの患児では日中の早い時間に抜管することを目指す．これは術後1日目になることが多い．

術前から呼吸器サポート（夜間CPAPまたはBiPAP）の患児または他の呼吸不全の危険因子がある患児では，抜管後に非侵襲換気を用いる．

抜管したら，すべての患児は椅子の上で坐位の姿勢になるようにしてよい（理学療法士の援助が必要）．

第 5 章　その他の手術

5.2 PICU（non-cardiac）での外科処置
surgical procedures in the PICU（non-cardiac）

以下に挙げる外科処置や介入が，特定の状況下において，PICUで行われ得る．

- 経皮的気管切開術
- 胸腔ドレーン挿入
- 軟性気管支鏡
- 熱傷での緊急焼痂切開術
- 創縫合
- 輸液路確保のためのカットダウン
- 骨髄穿刺

集中治療医が行うその他の処置は以下の通り．

- 腰椎穿刺
- 気管支肺胞洗浄（BAL）
- 気管支鏡（その他）
- Vas-cath 挿入

これらの処置は，常にPICUで行うことが適切というわけではない．

1人の患児に複数の処置が必要な場合には，手術室で行うほうがよいこともある．手術室が空いていて処置が遅れず，患児の安全が脅かされないのであれば，例えば熱傷の焼痂切開術などはPICUで行わないほうがよい．

同じことが心疾患患児の処置にもいえる．PICUで処置してよいのは，適切なスタッフと物品が揃っていて安全に処置でき，さらにその処置をすることでPICU全体の動きが止まってしまったり，他の患児のケアに支障が生じない場合のみである．予想される処置の長さと手技の複雑さを考慮に入れなければならない．

処置は外科医と PICU コンサルタントが一緒に計画して，PICU コンサルタントが看護師や他のスタッフと時間調整などをする．最終決定する前に，実現可能かどうか，スタッフの人手とタイミングについて評価しなければならない．

外科医（一般外科，形成外科，脳外科など）が必要な処置は，通常通りに手術室を予約すべきである．

第6章　移　植

6.1　移植-心臓
transplant-heart

術後免疫抑制レジメ（基本）

シクロスポリン：はじめの24時間は0.1〜0.2 mg/kg/hrで持続点滴，その後12時間毎5〜7 mg/kg/経口で投与．腎不全では低用量にする．尿量によってトラフレベル250〜400 ng/mLになるように調整する．

アザチオプリン：1日1〜2 mg/kgを静注（IV）または経口で投与．もしも白血球数が4,000以下になったら投与を中断する．

メチルプレドニゾロン：12時間毎に10 mg/kg/回 IV で4回投与．

アスピリン：75〜150 mg/日，術後2日目から開始する．

アシクロビル：5 mg/kg/回を1時間以上かけて8時間毎．経鼻胃管，または経口で2歳以下100 mg 1日4回，2歳以上200 mg 1日4回．

コトリモキサゾール：2.5 mg/kg/回（トリメトプリムとして）12時間毎にIVで1時間以上かけて，または経口で．2〜4週間継続，その後週3回，3か月間．

ナイスタチン：500,000 u を NG チューブから6時間毎．

シクロスポリンレベル

生化学スピッツにヘパリン化されたチューブに血液を1 mL採取する．手術室からPICUに入室後すぐに提出し，少なくともシクロスポリンのレベルが安定するまで毎日提出する．シクロスポリン投与量は，循環器医か心臓外科医が決定する．

血液製剤とCMV

すべての血液製剤は，放射線照射されていなければならない．

レシピエントがCMV陽性の場合：白血球除去は必要ない，CMV免疫グロブリンも必要ない．

第6章 移植

レシピエントがCMV陰性で,臓器ドナーが陽性の場合:CMV免疫グロブリン投与100 mg/kgを2時間以上かけて行う.2日目には50 mg/kgを1時間かけて投与.その後,50 mg/kgを1時間かけて週1回,4週間投与.

赤血球製剤のフィルターとしてはPall白血球除去フィルターを用いる.

血小板製剤のフィルターとしてはPall血小板用フィルターを用いる.

FFP,SPPS (Stable Plasma Protein Solution),アルブミンにはフィルターは必要ない.

ガンシクロビル10 mg/kg 1日1回を14日間,その後5 mg/kgを1日1回.

レシピエントがCMV陰性で,臓器ドナーが陰性の場合:CMV免疫グロブリンは必要ない.

赤血球製剤のフィルターとしてはPall白血球除去フィルターを用いる.

血小板製剤のフィルターとしてはPall血小板用フィルターを用いる.

手 技

血液サンプルを採決する場合(例えば血液ガス)は,充分な清潔操作が必要.

6.2 移植-肝臓
transplant-liver

劇症型肝不全例を除き，移植前精密検査はすべて移植前に完了する．肝移植コーディネーターか，肝専門医に検査が完了したかどうか確認する．

移植後の管理：移植日

患児が手術室から PICU に入室する際には，気管チューブ，経鼻胃管，尿道カテーテル，3 ルーメン中心静脈ライン，動脈ライン，末梢静脈ライン 2 本，閉鎖吸引の腹部ドレーン 1, 2 本，閉鎖ドレナージの胆管 T チューブが挿入されている．体格が大きければ，スワンガンツカテーテルが挿入されている．

ルーチンケア

外科医が許可するまで絶飲食．ルーチン口腔衛生ケア．経鼻胃管はフリードレナージで 1 時間毎に用手吸引．厳密な水分管理を行い，PICU 退室後には毎日体重測定．

水分バランス

術後の水分必要量は様々である．復温による血管拡張や広範囲な未処理表面からの腹腔内出血，腹水再貯留が水分損失を引き起こすため，これを補正しなければならない．尿，不感蒸泄，サードスペースへの損失を補うために充分な晶質液を投与する．ヘマトクリットは 30％（Hb 9～10 g/dL）程度に維持して灌流を適正にし，かつ肝動脈血栓のリスクを最小限にすべきである．血清アルブミン値は 2.8～3.0 g/dL，右房圧は 9～10 mmHg に保つべきである．

腎機能

肝移植後にしばしば障害を受ける．患児は非常に大きなプラスバランスにもかかわらず低い灌流圧で PICU に入室することがあるが，これは術中出血，IVC クランプ，VV バイパス，腎障害性薬剤（シクロスポリン，タクロリムス，アシクロビル，アムホテリシン，コトリモキサゾール）のためである．術中にマンニトールを，術後

24時間はドパミン 2.5～5 μg/kg/min を投与する．注意深く水分バランスと循環血液量，尿量をモニターする．尿量が低下したら水分負荷として 4%アルブミン 10 mL/kg（あるいはもしも，血清アルブミン<3 g/dL だったら 20%アルブミン 5 mL/kg）投与．もしも尿浸透圧<血清浸透圧であれば，フロセミド投与．反応がなければマンニトール 0.25 g/kg，そして高用量のフロセミドとヒドロクロロチアジドを投与．乏尿が続くときには血液ろ過を早期に行う．新しい肝を得て心拍出量が正常の 2～3 倍となる場合もある．CVP を 9～10 mmHg 位に保つ．ナトリウム，カリウム，尿素とクレアチニンを 4～6 時間毎に測定する．腎不全が確立してしまった場合には，尿量・不感蒸泄・経鼻胃管吸引，ドレーンからの腹水と胆汁の損失を補い，すべての薬剤を見直す．

腹部ドレーン

Jackson Pratt（JP）ドレーン：JP ドレーンは Minivac（陰圧ボトル）に繋がっている．腹水，腹腔動脈面での剥離による乳糜腹水，肝切除断端からのリークにより相当量の損失があり得る．出血や胆汁ろうは再手術が必要かもしれず（腹水は胆汁と間違われやすい．JP ドレーンは 1 時間毎にミルキングする），ドレーン排液を少なくとも毎日検査に出す．ドレーン接続を外し，排液を捨て，イソジン消毒で拭いて再接続するが，直接触れないように行う．ドレーン排液の Hb 濃度が 3 g/dL 以上なら外科医へ連絡する．ドレーンは術後 2～10 日で抜去．ドレーン排液を 4%アルブミンで 1:1 置換する．毎日電解質とタンパクを測定し，補充の指標とする．

T チューブ：胆管形成を行った症例には T チューブが留置され，閉鎖システムでドレナージする．このような症例では栄養失調と高用量ステロイドのため治癒が遅く，T チューブは少なくとも 3 か月間留置される．バッグは必要に応じて換えるのみでよい．早期抜去は高い胆汁ろうのリスクと関連する．レシピエントの総胆管が再形成に使えない症例では，胆管空腸吻合術が行われる．これにより外ドレナージが必要となるが，端側孔があるため，エックス線撮影による確認は最適な方法ではない．術後 10～12 日にチューブをクランプする．T チューブのクランプと胆管造影は通

常，肝酵素を上昇させる．Tチューブをクランプするとシクロスポリン吸収が増加する(タクロリムス吸収は増加しない)．敗血症のリスクを減らすために，すべての侵襲的放射線胆管検査時には予防的抗菌薬投与をする．

心臓血管系モニタリング

心血管モニターにはECG，血圧，末梢温，尿量と血清乳酸値が含まれる．まれにスワンガンツカテーテルの熱希釈法で心拍出量を測定することがある．動脈ラインと4 Fr中心静脈ラインはヘパリン加0.9％食塩水(1 u/mL)を1 mL/hrで維持する．他のライン類には，血液ろ過も含めて，ヘパリンを加えない(ただし，後述の「血液ろ過」の項(p.155)参照)．高血圧は移植後常に起こり，数週間続く．血圧は非常に不安定で，輸液負荷，シクロスポリン，タクロリムスやステロイドの影響を受ける．補正できる原因を除外する(低換気，低血糖，けいれん，浅鎮静，疼痛等)．高血圧は(出血のリスクのため)SNP(血清シアン化物を測定すること)とエスモロールでコントロールする．その後は経口のカプトプリル，ニフェジピン，アテノロールで血圧コントロールする．

中枢神経系

術後の神経学的観察は非常に重要だが，特に術前に意識障害があった場合は重要である．脳症への進展は移植肝が機能していないことを意味するかもしれないが，鎮静されたり筋弛緩されたりしている患児において，認識するのは難しい．散大した，あるいは対光反射が鈍い瞳孔と不穏だけが徴候である可能性がある．乳頭浮腫は一般的ではない．循環が不安定なのは脳ヘルニアを示唆しているかもしれず，この場合ICP(頭蓋内圧)制御のための緊急処置が必要な場合がある．外減圧と低体温療法を考慮．頭部挙上20°．$PaCO_2$ 35～40 mmHgとなるように換気．マンニトール0.25～0.5 g/kgを投与．血清ナトリウム値145～150 mmol/Lと血清浸透圧300～310 mOsm/kgを目標とする．

呼　吸

PICU入室時に胸部エックス線撮影し，その後は必要に応じて毎

日撮影する．PEEP は低めに設定し，高 PEEP による肝血流量減少を防ぐ．気管挿管中は 2 時間毎に吸引する．人工呼吸管理は，通常は術後 24〜48 時間のみ必要．意識状態とガス交換が許せば，できるだけ早く自発呼吸を促し，早期抜管する．患児は抜管後も PICU に留まり，呼吸機能が不適切となったらすぐに再挿管すべきである．

呼吸器感染症は大きな問題であり，それは肺活量低下，肋骨下切開，胸水，そして術前の栄養失調に起因する筋力低下のためである．無気肺は積極的な理学療法で治療する．抜管後すぐから，マスクCPAP と深呼吸，咳嗽訓練を始めるべきである．肝移植後に胸水(特に右側)はよくみられるが，通常は自然消退する．換気が阻害され，胸腔穿刺が必要となることがしばしばある．

腹水は急速に横隔膜を越えて緊張性胸水を起こし得る．肺水腫が術後に起こることがあるが，低い静水圧と，正常あるいは多い尿量下で起こるので診断が難しい．肺水腫の治療にはフロセミドを用いる．繰り返し診察することと胸部エックス線により診断が明らかになる場合がある．静水圧が高くフロセミドに反応しない患児には，ドパミン 2.5〜5 μg/kg/min により利尿が促進することがある．ARDS と同様の肺毛細血管障害が，劇症拒絶反応，肝梗塞，あるいは敗血症のために起こることがある．中心静脈に高い濃度のシクロスポリンが投与されると喘鳴を起こすことがあるため，シクロスポリンは末梢静脈から持続投与しなければならない．長期間肝硬変を患っていた年長児は，術前に相当な肺内シャント(肝肺症候群)や，まれに肺高血圧（門脈肺高血圧）がみられることがある．

体 温

PICU 入室時に低体温となっていることがよくあるが，これは長い手術時間，多量の輸液補充，VV バイパス，冷たい移植肝のためである．7 kg 未満の乳児は輻射ヒーターで管理する．復温のためには温ブランケット，温加湿，温めた輸液が必要なことがある．発熱は異常所見であり，精査すべきである．

感染制御

肝移植患児の 50% 以上が細菌，真菌，あるいはウイルス感染症に罹患する．原因微生物の大部分は内的微生物叢である．術後 6 週間

のリスクが最も大きい.術後48時間は個室で逆隔離する.人工呼吸と侵襲的モニタリング中にはガウンを使うが,帽子とマスクは必要ない.すべての静脈路,動脈ライン,中心静脈ライン,ドレーン,気管吸引で採取された検体および尿を毎日培養する.ライン抜去時には先端を培養する.すべての処置は PICU プロトコールに非常に厳密に沿って行われる(3日毎に中心静脈ラインと末梢静脈ラインを清潔に入れ替え,静注薬を投与するときも非接触法で清潔に行う).抜管し侵襲的モニタリングを除去した後には,標準予防策とする.すなわち,個室,厳密な手洗いプロトコール,衣服を守るためのガウン,同時に2人までの面会(感染症に罹患していたら不可)などの予防策が必要である.

患児移動とデータ

大部分の患児は PICU に2~3日滞在した後に病棟へ移る.病理結果と臨床データのフローチャートは患児の部屋に置いておく.動けるようになったらマスクをつけ,一定の時間病棟の外へ出てもよいが,人混みを避ける.

電解質と血糖値

終末期肝疾患の患児は,長期の利尿薬使用のためにしばしば血清 Na・K・Ca・Mg・PO_2 値が低い.これは術中の血清 K・イオン化 Ca の変化のためであり,術後にはその評価が複雑となる.

カリウム:新しい肝臓への再灌流が,一過性の重度高 K 血症と関連している.血清カリウム値は肝細胞がカリウムを取り込むにつれて低下し,KCl 補充が必要となる場合がある.持続的な高 K 血症は,しばしば肝機能が悪いことを意味する.グラフトが壊死すると,突然の大量のカリウム遊離とそれに続く高 K 血症が起こり得る.

ナトリウム:ナトリウム損失総量は,ドレーン排液,胆汁,尿中の量とナトリウム値測定によって正確に評価できる.輸液と薬剤のナトリウム含量に気をつける.高 Na 血症と低 Na 血症の補正は 0.5 mmol/L/hr を超えてはいけない.

カルシウム・リン・マグネシウム:術後のカルシウム(Ca),マグネシウム(Mg),リン(PO_4)低値は補正する必要がある.肝機

能が術後に回復すると PO_4 は低下するが，これは一般的な refeeding 現象による．シクロスポリンとタクロリムス双方とも尿中 Mg 排泄を増やす．4〜6時間毎に Na・K・Mg・PO_4 をチェックする．PICU 入室時と12時間後（問題があれば6時間毎）に肝酵素・タンパク・ビリルビンとアンモニアをチェック．クエン酸中毒とアシドーシスは大量輸血後よく起こり，肝機能悪化の早期徴候である．アシドーシスは重炭酸で，低 Ca 血症はカルシウムで補正する．正常に機能しているグラフトはクエン酸塩を代謝し，軽度から中等度の代謝性アシドーシスを軽度アルカローシスに数時間で変える．復温と末梢循環回復がさらにアシドーシスを軽減する．

血糖値：グラフト肝の再灌流が糖取り込み増加と関連している．術直後の高血糖は輸血に含まれる糖や低体温による利用低下，高用量ステロイドのためである．インスリン持続点滴が必要なことがある．

栄養

肝移植を必要とする大部分の患児は術前にタンパク・カロリー栄養失調がある．術後のエネルギー必要量は高い．術後24〜72時間で腸管活動が正常になり次第，経腸栄養を始める．もしも腸管活動がなければ，完全経静脈栄養が術後36〜72時間必要なことがある．脂質を静脈内投与する前には肝専門医に相談する．高血糖となり，インスリンが必要になることがある．

凝固障害

肝不全の患児は PT と APTT 延長，凝固因子減少（Ⅱ，Ⅶ，Ⅸ，Ⅹ，Ⅻ），血小板減少，そして線溶により FDP 上昇がみられる．フィブリノゲンと第Ⅷ因子は通常正常である．これらの異常は，術前に出血がある場合のみ補正する．移植の間は出血に対して FFP，血小板，RCC，クリオプレシピテートを投与し，精査する（特に thromboelastography を行う）．アンチトロンビンⅢ，プロテイン C，プロテイン S 値が低いと肝動脈・肝静脈・門脈の血栓につながり得る．

ルーチン管理：4〜6時間毎に CBC（血算），PT，APTT とフィブ

リノゲンをチェック．Hb 9〜10 g/dL に維持．血小板は移植チームと相談した上でのみ投与．FFP は INR>3 のとき，移植チームと相談した上でのみ投与．ヘパリンは PT と APTT が正常の 1.5 倍以下に下がったら皮下，あるいは静脈内投与（抗 Xa レベルを 0.1〜0.3 IU/mL に維持，軽度抗凝固）．経口摂取が確立し，短期間のうちに肝生検の必要がなければ，ヘパリンはアスピリンに置き換える．全患児に術後 5 日間デキストラン 40 を投与する．アンチトロンビンIII，プロテインC，プロテインS を毎日測定する．アンチトロンビンIII値をコントロールの 80% 以上に保つ（毎日 1,000 u 投与）．プロテインC とプロテインS は 60% 以上の活性を保つよう FFP 15 mL/kg 投与する．常に PICU 冷蔵庫内にクロスマッチが済んだ血液を 2 u 置いておく．

重度の凝固障害：穿刺部位からの出血はしばしば肝機能増悪を示唆する．

腹腔内出血（腹囲増加とヘマトクリット減少）：緊急超音波検査をする．凝固と血小板の異常値を補正．外科医に連絡（通常，開腹術が必要）．

血液ろ過

肝がまだ機能しており，血液ろ過が必要ならば，回路内はヘパリンではなく ACD クエン酸デキストロース溶液を用いる．肝が機能していないならば，アルブミンか食塩水のみ使用する．その場合もACT は毎時間チェックする．回路を注意深く観察し，血栓に注意する．

(1) 凝固と血小板が正常：フィルター前補液，ヘパリン 10 u/kg でプライミング，ヘパリン 10 u/kg/hr をフィルター前投与．
(2) 凝固障害，あるいは血小板 6 万未満であるが臨床的に出血なし：フィルター前補液，プライミングはヘパリンなし，プロスタサイクリン 5 ng/kg/min をフィルター前投与．
(3) 凝固障害・臨床的に出血あり：フィルター前補液，プライミングはヘパリンなし，ヘパリンもプロスタサイクリンもなし．
(4) 劇症型肝不全（アンチトロンビンIII産生なし）：フィルター前にヘパリン 10 u/kg/min とフィルター後にプロタミン 0.1 mg/kg/hr 投与して局所ヘパリン化を行う．クリオプレシピテートを投与

第 6 章 移 植

してアンチトロンビンⅢを補う.

免疫抑制

メチルプレドニゾロン：2.5 mg/kg/回（最大 25 mg），6 時間毎×4 回．2.0 mg/kg/回（最大 20 mg），6 時間毎×4 回．1.5 mg/kg/回（最大 15 mg），6 時間毎×4 回．1.0 mg/kg/回（最大 10 mg），6 時間毎×4 回．1.0 mg/kg/回（最大 10 mg），12 時間毎×2 回．1.0 mg/kg/回（最大 10 mg），24 時間毎×1 回，経口投与．

タクロリムス：0.05 mg/kg/回，経腸 12 時間毎，移植後 24 時間以内に開始．あるいはシクロスポリン 5 mg/kg/回，経腸 12 時間毎．シクロスポリン静注製剤を使うのは特例．午前 9 時の投与直前に血中濃度測定（結果を待たないで投与）．消化器科医が結果を確認してタクロリムス血中濃度 10～12 mg/L あるいはシクロスポリン血中濃度 300 ng/mL を目標に投与量を調整する．

アザチオプリン：1.5 mg/kg 夜間 1 回．

拒絶反応：肝専門医のオンコールと相談しながら管理する．シクロスポリン/タクロリムス血中濃度が適正であることを確認する．OKT3 が効かなければ，メチルプレドニゾロンパルス療法．

抗菌薬

術前予防：手術室内では，執刀前と肝切除の際に必要に応じて繰り返し投与し，それから術後 48 時間．セフォタキシム 25 mg/kg 8 時間毎×6 回．アモキシシリン 25 mg/kg 6 時間毎×8 回．MRSA 陽性の場合にはバンコマイシン．

胆道系予防（T チューブ胆道造影，PTC，T チューブ抜去の前）：セフォタキシム 25 mg/kg を処置前に．アモキシシリン 25 mg/kg を処置前に．胆汁から最近検出された菌の感受性により変更する．

抗真菌予防（術後 1 か月間）：ナイスタチン 1 mL 経口 6 時間毎に加え，2 mL 経鼻胃管より 8 時間毎．ナイスタチンクリームを皮膚のしわや鼠径部，腋下と鼻に 8 時間毎．

抗ウイルス：アシクロビル 500 mg/m^2 6 時間毎経口，3 か月間．CMV 陰性のレシピエントに CMV 陽性ドナーであった場合，ガンシクロビル（アシクロビルの代わりに）を 3 か月間投与，それからアシクロビル 5 mg/kg/回 12 時間毎静注，あるいは 20～40 mg/

kg/回8時間毎経口．CMVアンチゲネミアを毎週チェックする．

トキソプラズマ予防：トキソプラズマ陰性のレシピエントで陽性ドナーであった場合，ピリメタミンを投与．

ニューモシスチス予防（移植1週間以内に開始し，6か月間続けるべき）：ST合剤をトリメトプリムとして5 mg/kg/日 分2を週3回．ST合剤にアレルギーがある場合，ペンタミジン3 mg/kg吸入を1か月毎に6か月間．

その他の薬剤

鎮痛：モルヒネ持続点滴を20 μg/kg/hrで開始し，必要に応じて注意深く増量するが，痛み・覚醒度・呼吸に合わせて調整し，肝機能や腎機能が悪ければ減量する．脳症へのバルビツレート投与は避ける．

プロスタグランジンE_1：免疫抑制に併せて使う．臓器血管拡張，腸管酸分泌減少を起こし，肝細胞と血小板を守る．用量は10 ng/kg/min．

胃防御：スクラルファート：0～2歳 250 mg 6時間毎：3～12歳 500 mg 6時間毎：13歳以上 1 g 6時間毎，経口．消化管出血がある場合は，オメプラゾール：0.4～0.8 mg/kg/回 12～24時間毎静注あるいは経口．

抗凝固：PTとAPTTが正常の1.5倍未満になったら，ヘパリン10 u/kg/hr持続静注．

アンチトロンビンⅢ：アンチトロンビンⅢ値が80％未満なら1日1回 1,000 IU（1バイアル）投与．

デキストラン40を0.9％食塩水あるいは5％デキストロースに溶解：10 kg未満なら2.5 mL/hr 5日間．10 kg以上なら5 mL/hr．

アスピリン：ヘパリン中止時に開始．8～15 kg 50 mg 1日1回経口．16 kg以上 100 mg．

ビタミンA・E・K：ビタミンKはPICU入室時に投与し，以後1日1回，経口摂取が確立するまで．Micelle A & E（ビタミンAとEの製剤）1 mL 1日1回経口．葉酸2.5 mg/5 mL/day経口，2週間．

検 査

放射線：胸部エックス線をPICU入室時に行い，以後連日．肝動脈・肝静脈・門脈の超音波検査を連日．

血液：CBC（血算），白血球分画，凝固系を入室時および，その後6時間毎（病棟では1日1〜2回）．アンチトロンビンIII，プロテインC，プロテインSを連日（午前9時）．血清葉酸とB_{12}を毎週．

生化学：PICU入室時：電解質と腎機能，血糖，乳酸，血液ガス，肝機能，Ca，PO_4，Mg，NH_3．4〜6時間毎に電解質と腎機能，血糖，乳酸，血液ガス．1日1回肝機能，Ca，PO_4，Mg，アミラーゼ，NH_3．病棟で1日1〜2回：電解質と腎機能，肝機能，Ca，PO_4，Mg．タクロリムス，あるいはシクロスポリン血中濃度を毎日投与前に．タクロリムス血中濃度目標10〜15 mg/L．

微生物検査：PICUで連日．胆汁，ドレーン排液，喀痰（検鏡と培養，真菌），尿（検鏡と培養），血液培養．

CMV：口腔内スワブ，尿と血液：毎週検査を6か月間，それから2週間毎に検査を3か月間．CMVアンチゲネミアとPCRを毎週．

肝生検：適応があるときのみ実施．

第7章　腎　臓

7.1　利尿治療
diuretic therapy

　フロセミド静注は最大 0.05 mg/kg/min（例えば，1 mg/kg なら 20 分以上かけて）でゆっくり投与する．フロセミドの半減期は 30〜120 分しかないため，3〜6 時間毎の投与と比べると持続静注のほうが尿量や CVP の変動が少なく，必要量が少なく，尿中へのナトリウムや塩素排泄が少ない．しかし，フロセミドは以下の薬剤，ドブタミン，エスモロール，フェンタニル，ゲンタマイシン，ミダゾラム，ノルアドレナリン，フェントラミン，フェニトイン，バンコマイシンと配合できないため，持続静注のためにはしばしばもう一つの静脈ラインが必要となる．患児の直前の三方活栓から投与する場合には，フロセミドは以下の薬剤と配合可能である．アドレナリン，アルプロスタジル，アミノフィリン，GTN，アルブミン溶解インスリン，イソプレナリン，レボシメンダン，リドカイン，グルコース溶解硫酸マグネシウム，ナロキソン，ニトロプルシド，バソプレッシン，塩化カリウム，脂質．

　低カリウム血症を予防し，利尿を促すためにスピロノラクトンをフロセミドとともに投与してもよい（少量を数日間だけ投与する場合を除く）．

　非常に強い利尿効果が必要な場合には，ヒドロクロロチアジド（尿細管利尿薬）をフロセミド（ループ利尿薬）とスピロノラクトンとともに投与する．この組み合わせによる重度の低カリウム血症のリスクは，アセタゾラミドを追加することで軽減する．フロセミド＋スピロノラクトン＋ヒドロクロロチアジド＋アセタゾラミドの組み合わせは非常に強い効果をもち，低ナトリウム血症や循環血液量不足を起こす場合がある．数日以内の使用に留め，電解質や血管内容量を注意深くモニターするべきである．

7.2 横紋筋融解とミオグロビン尿症
rhabdomyolysis and myoglobinuria

原因：遷延するけいれん，熱中症，極端に激しい運動，敗血症（インフルエンザ，A群溶連菌，ブドウ球菌），圧挫症候群，長時間の手術による圧迫，低カリウム血症，蛇・蜘蛛・サソリ咬傷，悪性症候群/悪性高熱，代謝異常症：*LIPIN1* 遺伝子変異（まれ），ミトコンドリア異常症（長鎖脂肪酸酸化障害，ホスホリラーゼキナーゼ欠損，MELAS），薬剤（プロポフォール，バルプロ酸，クラリスロマイシン，コレステロール降下スタチン），重度の低リン血症を伴う糖尿病性ケトアシドーシス．

検査：CK，酸塩基，乳酸，電解質，尿中ミオグロビン，血液培養，ウイルス PCR，血清アンモニア，尿中有機酸とアミノ酸，代謝内科から提示された代謝関係検査．

治療：0.9%食塩水による早期の積極的蘇生が非常に大切．CVP 5〜8 cmH₂O と血圧を維持．外傷性横紋筋融解症の場合，最初の3日間で，累積水分バランスがしばしば 200 mL/kg を超える．

1. 強制アルカリ利尿：0.45%食塩水 500 mL + 2.5%糖，重炭酸ナトリウム 25 mmol と 50%糖 30 mL，マンニトール 20 g（20%製剤を 100 mL）を加える．10 mL/kg/hr でミオグロビン尿がなくなるまで投与（通常3病日まで）．尿量目標>2 mL/kg/hr．
2. 尿 pH>6.5 を維持．血中 pH>7.45 ならば，アセタゾラミド投与．
3. 成人でコンパートメント圧>40 mmHg，あるいはコンパートメント圧>〔拡張期血圧−30〕ならば，緊急減張切開．
4. 高流量血液浄化療法：CK>5,000 u/L で乏尿（尿量 0.5 mL/kg/hr 以下が6時間以上続き，クレアチニンがベースラインの2倍以上あるいは急速に上昇），あるいは水分過多や代謝異常（酸血症，K≧6.5 あるいは急速な上昇），あるいは内科的治療に反応が乏しい場合に適応となる．
5. 尿酸値が高い場合，ラスブリカーゼを考慮．
6. 代謝内科的に不明確な場合，デフェロキサミンを考慮．
7. カルシウムとループ利尿薬（フロセミド）は有害な場合もある．

7.3 血液浄化療法
filtration

血液ろ過（静脈-静脈）

適応：腎不全による溢水，高カリウム血症，酸血症，重度の尿毒症，毒物除去（先天性代謝異常や血漿タンパク結合しない薬物中毒）．

カニュラ：新生児/乳児は 6.5 Fr ダブルルーメン（血液流量 8～10 mL/kg/min），小児は 8 Fr（血液流量 5～8 mL/kg/min），思春期は 11.5 Fr（血液流量 4～6 mL/kg/min），青年期や成人は 13.5 Fr（血液流量 2～4 mL/kg/min）．最大血液流量 200～250 mL/min．

血液プライミング：10 kg 未満，Hb＜10 g/dL，あるいはプライミングボリュームが循環血液量の 15% 以上．

フィルター：分子量約 30,000 da の物質まで除去する．

ろ過：20～35 mL/kg/hr（血清クレアチニン値をモニター），血液/ろ過流量比を 5 以上に保つ．敗血症では，ろ過量を 50 mL/kg/hr 以上に保つ．高アンモニア血症（＞500 μmol/L），横紋筋融解（CK＞5,000 u/L），あるいは劇症/急性肝不全では高流量ろ過（＞200 mL/kg/hr）を用いる．これを達成するために血液/ろ過流量比を 3：1 まで許容し，また表面積を大きくするためにより大きなフィルターを用いたり，2つのフィルターをつなげて用いたりする．

高アンモニア血症にはラクツロース（3.3 g/5 mL）1 mL/kg を軟便が出るまで毎時間，以後は 6～8 時間毎に投与する．

ヘパリン：フィルター前に 10 u/kg/hr で開始し，ACT を正常の 1.5 倍に維持するように調整する．フィルター後にはフィルター前の 10% のヘパリンを投与する．

置換液：2 歳未満：標準溶液（デキストロース 0.18%，Na 140 mmol/L，K 3 mmol/L，Ca 2 mmol/L，Mg 1 mmol/L，HCO_3 25 mmol/L，P 1 mmol/L，Cl 110 mmol/L，酢酸 23 mmol/L）．2 歳以上：Hemosol-B0（Na 140 mmol/L，Ca 1.75 mmol/L，Mg 0.5 mmol/L，HCO_3 32 mmol/L，Cl 109.5 mmol/L，乳酸 3 mmol/L）．

合併症：低血圧，水分不均衡，電解質異常，代謝性アシドーシスやアルカローシス，必要物質の除去（水溶性ビタミンやアミノ酸），低体温，血小板減少．

第7章 腎臓

局所抗凝固

出血のリスクが高い患児が適応である．2つの方法がある．

1. Acid citrate dextrose solution, formula A（ACDA）：フィルターの前に，血液流量1 mL/min毎にACD 1.8 mL/hr．フィルター前のイオン化Caを0.25〜0.3 mmol/Lに維持（1時間毎に測定）．置換液：2歳未満は標準溶液，2歳以上はPrism 0 cal．フィルターの後にACD流速の約3〜5％の流速で10％塩化Caを投与．2歳未満で標準溶液で置換する場合には10％塩化Caを1〜2 mL/hrで開始．患児の動脈血イオン化Caを1.0〜1.25 mmol/Lに維持．MgとHCO$_3$値をモニターする．禁忌：重度肝機能障害，代謝異常と"Citrate lock"（クエン酸中毒）．

2. ヘパリン-プロタミン：フィルター前にヘパリンを10 u/kg/hrで開始し，回路のACTを正常の1.5倍に維持する．フィルター後に，フィルター前の10％のヘパリンを投与する．総ヘパリン100 u/hr毎にVasCath（透析カテーテル）の返血側（静脈側）にプロタミンを1 mg/hr投与し，患児ACTを正常（90〜120秒）にする．局所抗凝固の場合に，VasCath（透析カテーテル）の赤と青ルーメンを入れ替えたときには再循環の危険が高いため，カルシウムやプロタミンは直接患児の中心静脈ラインから投与しなければならない．

血漿交換（静脈-静脈）

適応：大きな分子量の物質（自己抗体，免疫複合体），タンパク結合率が高い中毒物質（β遮断薬，カルシウム拮抗薬，フェニトイン，キノコ毒）の血液からの除去．

カニュラ：新生児/乳児は6.5 Frダブルルーメン（血液流量8〜10 mL/kg/min），小児は8 Fr（血液流量5〜8 mL/kg/min），思春期は11.5 Fr（血液流量4〜6 mL/kg/min），青年期や成人は13.5 Fr（血液流量2〜4 mL/kg/min）．

フィルター：分子量2,000,000 daまで除去する．

ろ過：4〜6時間かけて血漿量の1.5〜2倍（最大3〜3.5 L）を交換．血液/ろ過流量比を5以上に保つ．

ヘパリン：フィルター前に10 u/kg/hrで開始し，ACTが正常値の1.5倍になるように調整する．フィルター後には，フィルター前の

1/10 の流速でヘパリンを投与する.

Acid citrate dextrose solution, formula A (ACDA):フィルター前に,血液流量 1 mL/min 毎に 1 mL/hr.

置換液:アルブミン 3 g/dL,デキストロース 0.3%,Na 135 mmol/L,K 3.5 mmol/L,Ca 2 mmol/L,Mg 0.7 mmol/L,HCO_3 25 mmol/L,P 1.5 mmol/L,Cl 100 mmol/L,酢酸 9.2 mmol/L.800 mL 置換毎に FFP 1 u(約 230 mL)投与.フィブリノゲン <200 mg/dL の場合と TTP 患児にはクリオプレシピテート 5 mL/kg を投与.

合併症:低血圧,電解質異常,代謝性アシドーシスやアルカローシス,必要物質の除去(水溶性ビタミンやアミノ酸,タンパク結合薬剤),低体温.

第8章 脳神経

8.1 けいれん-けいれん重積
convulsions-status epilepticus

　大部分のけいれんは自然に停止する．PICU 入室が通常必要となるのは，ミダゾラム（0.2 mg/kg），あるいはジアゼパム（0.2 mg/kg）とそれに続くセカンドライン薬剤ローディング：レベチラセタム（50 mg/kg），フェノバルビタール（20〜30 mg/kg，30〜60 分かけて静注），フェニトイン（15〜20 mg/kg，60 分かけて静注）に反応しない患児である．

　急性脳障害（外傷や髄膜炎）の患児では，発作を迅速に止めることが重要である．気道確保と酸素化，血圧を常に保つことをこころがける．ただし，熱性けいれんやてんかんと分かっている発作では，そこまで積極的な治療でなくてもよい．

1. 酸素投与を行う．けいれん開始から時間を測り，バイタルサインをモニターする．ベンゾジアゼピンを最初の 5〜30 分以内に 2 回投与し，もしもまだけいれんが続いているならば，セカンドラインの薬剤ローディングを 30〜60 分までに投与する．
2. 血糖値測定を行う．血液ガス，電解質，クレアチニン，肝機能検査，血算，薬物スクリーニング，代謝スクリーニング，尿定性試験（ケトン），血液培養，アンモニア，CK 測定を考慮する．腰椎穿刺はしないこと．
3. 非気管挿管児の，抗けいれん薬による呼吸抑制は，けいれんと同等かそれ以上に危険である．上記治療にもかかわらず，けいれんが続く場合には通常，気管挿管と人工呼吸管理が必要．前酸素化，輪状軟骨圧迫，チオペンタール 4 mg/kg（低血圧でなければ），ベクロニウム 0.1 mg/kg 静注し 2 分間待ち，素早く気管挿管を施行する．
4. 静脈ラインがないときにはミダゾラム 0.2 mg/kg 筋注，あるいは 0.5 mg/kg 頬粘膜投与し，必要に応じて繰り返し投与する．
5. 1 種類か 2 種類のセカンドラインの薬剤が適切な量投与された

ことを確認し，それでもけいれんが続いていれば，ミダゾラム持続静注 1 μg/kg/min を開始して必要に応じて増量する（通常 2〜3 μg/kg/min，範囲は 1〜18 μg/kg/min）．

6. 18 か月未満の患児における，くり返す，あるいは治療抵抗性のけいれんにはピリドキシン 100 mg 静注．ピリドキシン依存性けいれんの場合，10〜60 分で効果が現れる．

7. 髄膜炎・脳炎を疑う場合にはセフォタキシムとアシクロビルの投与を考慮する（腰椎穿刺はしない）．患児が安定していれば，頭部 CT，あるいは MRI 施行．

8. 中枢温 36〜37℃に維持．

9. 脳波の持続モニターを考慮する．

10. 適切な量の 1 つか 2 つのセカンドライン薬剤ローディング（レベチラセタム，フェノバルビタール，あるいはフェニトイン）にもかかわらずけいれんが続く場合には，高用量ミダゾラム持続静注を始める．けいれんがコントロールできるまでチオペンタール 1〜2 mg/kg をゆっくり静注し，それから持続静注 1〜5 mg/kg/hr．チオペンタールの必要量を，脳波（バーストサプレッション（通常のすべてのけいれん活動がコントロールされる麻酔のレベル）を目指す）と臨床症状でモニターする．

11. 低血圧はチオペンタールの危険な副作用である．CVP を 8〜12 に保ち，心エコーで早めに心収縮をチェックする（ドパミンやノルアドレナリンが必要なことがある）．

12. チオペンタール投与にもかかわらずけいれん重積が続く場合（あるいは減量中に再発する場合）は，硫酸マグネシウム持続静注（安全な治療である），ケトン食療法，低体温療法を検討する．免疫修飾による難治性けいれん，FIRES (febrile infection-related epilepsy syndrome) を疑う症例であれば，免疫療法（ステロイド，血漿交換）を検討する．

8.2 ギラン・バレー症候群
Guillain-Barré syndrome

進行性の筋力低下で腱反射減弱を伴い,しばしば呼吸器感染症(マイコプラズマなど)や消化管感染症(*C. jejuni* など)の 10 日後頃に四肢から始まる.通常左右対称性で,筋痛や知覚障害,脳神経障害を伴うことがある.通常平熱であり,自律神経障害が重度のことがある.髄液タンパク>0.9 g/L,細胞数<10/mm^3.CK は正常か軽度上昇.

除外診断:神経圧迫,横断性脊髄炎,ダニ麻痺症,ボツリヌス,重症筋無力症,ポリオ,鉛中毒,ポルフィリア.血清検査:CMV,EBV,*C. jejuni*,*M. pneumoniae*.便のエンテロウイルス PCR,*C. jejuni* の便培養.呼吸器症状があれば,鼻咽頭吸引液の *M. pneumoniae* PCR.抗核抗体や HIV,ジカウイルスの検査も考慮する.

1. 免疫グロブリン 1 g/kg 8 時間で静注,2 日間.3〜5 日後に反応がなければ,血漿交換(50 mL/kg 隔日,計 250 mL/kg)を考慮.
2. ステロイドはおそらく無効.
3. 肺活量が 20〜25 mL/kg 以下ならば人工呼吸管理.PO$_2$ 低下や PCO$_2$ 上昇は晩期徴候であり,その前に人工呼吸を開始する.筋力低下のため,最大の呼吸努力をしていても呼吸窮迫があるようにみえないことがある.
4. 自律神経機能障害が深刻な高血圧,低血圧,頻脈や徐脈を起こすことがある.突然死もあり得る.ECG と血圧を注意深くモニターする.血管内低容量を避ける.小児では徐脈のためにペーシングが必要となることがまれにある.徐脈にはアミノフィリンが有効なことがある.
5. 膀胱障害のためにカテーテル留置が必要となることがある.便秘も深刻なことがある.エリスロマイシンやネオスチグミンが有効な場合がある.
6. 重度の疼痛を伴うことがある.アセトアミノフェンやガバペンチン 15 mg/kg 1 回/日を経鼻胃管から投与.これが不充分ならばモルヒネが必要なこともあるが,便秘を増悪させる.カルバ

マゼピンはガバペンチンより効果が弱い．アミトリプチリンはおそらくガバペンチンより有効だが，自律神経機能障害を増悪させるおそれがある．ステロイドはおそらく疼痛を緩和しない．
7．成人にはエノキサパリンや弾性ストッキングを使うべきだが，小児にはあてはまらない．
8．ギラン・バレー症候群の小児は，ほとんどが回復する．回復が遅かったり，予後が悪いことが予測されるのは，(a) 人工呼吸を要する患児が，症状のピークから18〜21日以内に改善し始めない場合，(b) 早期に人工呼吸が必要な場合，(c) 筋電図が運動反応欠如や軸索損傷を示す場合，(d) *C. jejuni* や CMV 感染がある場合である．

8.3　低酸素性障害
hypoxic injury

溺水，心停止や乳児突然死など．意識障害や肺病変がある場合には PICU 入室．

胸部エックス線，血液ガス，電解質，クレアチニン，リパーゼ，肝機能テスト，血算，凝固，血液型，クロスマッチを行う．心電図（QT 延長症候群の有無を確認）と脳波を考慮する．

予後は複数の評価方法から予測する．病歴（初期波形，バイスタンダー CPR，自己心拍再開までに要したアドレナリン投与回数など），客観的な臨床徴候（鎮静薬や筋弛緩薬の影響がない状況で），画像（MRI）と電気生理検査（脳波，SSEP）．

1. 気道，呼吸，循環を常に維持する．
2. 太い経鼻胃管を挿入し，できる限り胃内容物を取り除く．
3. もしも意識障害があるか，肺病変があるならば，気管挿管と人工呼吸．前酸素化，輪状軟骨圧迫を行い，チオペンタール 1～2 mg/kg（循環が安定している場合），ベクロニウム 0.1 mg/kg を静注し，2 分間待ち，素早く挿管する．
4. 大腿静脈ラインを挿入し，CVP 7～10 cm H_2O を維持するように 0.9%食塩水を投与する．血管内低容量が起これば，補正する．低血圧があるならば，心エコーを施行して輸液と強心薬の必要性を判断する．左房は小さいか（さらに輸液をする），あるいは大きいか（輸液を制限）．左室収縮力は低下しているか（強心薬を増やす），あるいは hyperdynamic か（強心薬を減量）．低ナトリウム血症は最大 0.5 mmol/L/hr で補正する（3%食塩水 4 mL/kg 投与すると血清ナトリウム値が 3 mmol/L 上昇する）．ドブタミン（必要ならば，ノルアドレナリンも）投与．低血圧が持続するならば，ハイドロコルチゾン 1 mg/kg を 6 時間毎静注．
5. 血糖値を 3.5～5.5 mmol/L（65～100 mg/dL）に維持する．もしも血糖値が低いならば，50%糖を 0.5 mL/kg/hr で持続静注し，必要に応じて調節する．小児の低血糖は成人よりも危険であり，高血糖は成人ほど危険ではない．もしも血糖値＞10 mmol/L（180 mg/dL）が 12 時間以上続くならば，インスリン投与

0.025 u/kg/hr（1.25 u/kg を 50 mL に溶解して 1 mL/hr）を考慮し，1 時間毎に血糖値測定．

6. 小児の院内心停止後の低体温療法が予後を改善するというエビデンスは限定的だが，もしも低体温療法を導入するならば，イベント後できるだけ早く，可能ならば 6 時間以内に施行する．

7. 溺水後には，ペニシリン 50 mg/kg/回で 6 時間毎静注を 5 日間．重度の肺病変があるならば，緊急気管支鏡を考慮．

8. ステロイドやマンニトールをルーチン投与しない．

9. 頭部外傷が同時に存在しない限り，ICP カテーテルを挿入しない）．もしも ICP が高いならば，転帰は不良であり，ICP の治療が転帰を改善するというエビデンスはない．

10. けいれんに注意する．最低でも 12〜24 時間毎に筋弛緩を中止し，異常な動きがないかどうかチェックする．しかしながら，非けいれん性発作は珍しくなくかつ危険であり，検出するためには EEG モニターが必要である．けいれん治療にはレベチラセタム（50 mg/kg 投与し，その後 10 mg/kg を 8 時間毎に投与），あるいはフェノバルビタール（20 mg/kg を 30 分で静注し，その後必要に応じて 10 mg/kg を 30 分で投与），フェニトイン（15 mg/kg を 1 時間で静注）．必要ならば，ミダゾラム 1〜4 μg/kg/min 追加．

11. 24〜48 時間以上乏尿，あるいは高カリウム血症があるならば，早めに PD か血液ろ過を用いる．

12. ウィーニングが急激すぎないよう，かつ始める時期が早すぎないように注意する．重度な低酸素性障害を受けた患児は少なくとも 72 時間は人工呼吸を続けるべきで，かなりの長期間必要となることもある．

13. 低酸素による心静止後の小児は，もしも 6 時間後以降も瞳孔が散大固定していたならば，転帰は不良（必ずしも絶望的ではないが）．毎日しっかりと脳幹機能検査を含む神経学的評価をすべき（無呼吸試験はしない）．鎮静がない状況で，72 時間後に，痛みへの運動反応がない，あるいは除脳肢位をとる，両側対光反射消失あるいは角膜反射消失は，予後不良を示唆する．

14. イベント 24 時間後以降も SSEP が両側で反応がないことは，転帰が非常に不良であることを示唆する．その場合には 24 時間後

に再検査する．脳波の変化（治療抵抗性のけいれん重積，バーストサプレッション，アルファ昏睡，鎮静薬の効果がない状況で患児への刺激に対する反応がない）は予後不良を示唆する．
15. 3〜5病日のMRI拡散強調画像では，虚血神経細胞に認められる細胞膜機能障害の重症度と範囲が分かる．

第 9 章　感染症

9.1　抗菌薬-市中感染症
antibiotics-community-acquired infections

中枢神経系，眼

髄膜炎：セフォタキシム 50 mg/kg/回（最大 2 g）6 時間毎静注（生後 2 か月未満のときには，さらにアンピシリン 50 mg/kg/回 4 時間毎＋ゲンタマイシン 2.5 mg/kg/回 8 時間毎静注）．(訳注：日本では PRSP を考慮する必要があるので，セフォタキシムに追加でバンコマイシン投与を要検討．)

髄膜炎菌予防：リファンピシン 10 mg/kg/回（最大 600 mg）12 時間毎に 2 日間（＜生後 1 か月 5 mg/kg/回 12 時間毎）．

HSV 脳炎：12 週～12 歳：アシクロビル 500 mg/m^2 あるいは 10～15 mg/kg/回 8 時間毎静注．

眼周囲蜂窩織炎：「蜂窩織炎」の項（p.175）を参照．

眼窩蜂窩織炎（眼球突出，結膜浮腫，眼を動かしたときの疼痛）：セフォタキシム 50 mg/kg/回（最大 2 g）6 時間毎静注＋flucloxacillin（日本ではセファゾリン）50 mg/kg/回（最大 2 g）8 時間毎静注．

心血管系

予防：心臓手術前：セファゾリン 50 mg/kg 静注．心疾患をもつ患児が歯科や上気道の処置を要する場合には，アモキシシリン 50 mg/kg（最大 2 g）経口を麻酔導入 1 時間前に，あるいはアンピシリン 50 mg/kg（最大 3 g）静注を導入時に投与．

消化器系

急性腹膜炎，あるいは上行性胆管炎：アンピシリン 50 mg/kg/回（最大 3 g）4～6 時間毎静注＋ゲンタマイシン 1 回/日静注＋メトロニダゾール 15 mg/kg（最大 1.6 g）を投与し，以後 7.5 mg/kg/回（最大 800 mg）8 時間毎静注．

ランブル鞭毛虫症：チニダゾール 50 mg/kg（最大 2 g）経口投与．48 時間後に様子をみて必要ならば再投与を考慮する．

尿路感染症

重篤,あるいは生後6か月未満,あるいは急性腎盂腎炎:アンピシリン 50 mg/kg/回(最大3 g)6時間毎静注+ゲンタマイシン1回/日静注.

重篤でなく,かつ6か月以上:ST合剤をトリメトプリムとして4〜6 mg/kg/回 12時間毎経口,あるいはセファレキシン 15 mg/kg/回(最大 500 mg)8時間毎経口.

予防:ST合剤をトリメトプリムとして2 mg/kg/回 1回/日経口.

呼吸器系

急性扁桃炎:抗菌薬を使わないことを検討(特に3歳未満),あるいはアモキシシリン 30 mg/kg(最大1 g)12時間毎経口 10日間.

急性中耳炎:軽度〜中等度で2歳以上なら投与しない,あるいはアモキシシリン 15 mg/kg/回(最大 500 mg)8時間毎経口.

百日咳予防:クラリスロマイシン 7.5 mg/kg/回(成人 500 mg)12時間毎経口7日間.

市中肺炎:軽度・中等度;アンピシリン 50 mg/kg/回(最大3 g)6時間毎静注.重症,あるいは大量胸水;アモキシシリン 50 mg/kg/回(最大3 g)(あるいは,もしもブドウ球菌らしければ,セファゾリン 50 mg/kg/回,最大2 g)4時間毎静注+ゲンタマイシン1回/日静注.4歳以上で発熱が3日間以上続くならば,マクロライド系を考慮.

膿胸を伴う肺炎(胸水培養結果が分かるまで):Flucloxacillin(日本ではセファゾリン)+セフトリアキソン+クリンダマイシン.

MRSA肺炎:リネゾリド.壊死性肺炎,広範囲,膿瘍の場合はリファンピシンを加える.

肺炎球菌性壊死性肺炎/膿胸:ペニシリン感受性ならアンピシリン 50 mg/kg/回(最大3 g)4時間毎静注.アジスロマイシン追加を考慮(抗炎症作用).

敗血症,皮膚,軟部組織,骨

敗血症,敗血症性ショック:セフォタキシム 50 mg/kg/回(最大2 g)6時間毎静注+セファゾリン 50 mg/kg/回(もしも中心静脈ラインがあるならば,バンコマイシン)±クリンダマイシン(毒素を介

した敗血症が疑われる場合）±ゲンタマイシン1回/日静注.
リンパ節炎：セファゾリン25 mg/kg/回（最大1 g）8時間毎静注.
動物，あるいはヒトによる咬傷：アンピシリン50 mg/kg（最大1.5 g）筋注，その後アモキシシリン/クラブラン酸15 mg/kg/回（アモキシシリンとして45 mg/kg/回）（250/125 mg）8時間毎経口.
蜂窩織炎：軽度：セファレキシン25 mg/kg/回（最大500 mg）．中等度/重症：セファゾリン50 mg/kg/回（最大2 g）8時間毎静注.
開放骨折：セファゾリン25 mg/kg/回（最大1 g）8時間毎静注.
膿痂疹：限局的ならば，フシジン酸軟膏8時間毎塗布，あるいはセファレキシン25 mg/kg/回（最大500 mg）12時間毎経口.
シラミ，疥癬：ペルメトリン1％（シラミ），5％（疥癬）.
骨髄炎，敗血症性関節炎：セファゾリン50 mg/kg/回（最大2 g）8時間毎静注＋（もしも5歳未満でHibワクチンを完了していない場合には）ゲンタマイシン1回/日静注.

PICUでの抗菌薬

心臓手術に関連する手技を行う直前にセファゾリン50 mg/kgの単回投与をする.

その後は予防的に抗菌薬の投与をしないこと．さもないと48〜72時間後に，患児は，抗菌薬に耐性をもつ細菌叢に侵されることがある．感染は同じ頻度で起こるが，耐性菌による感染になる．

もしもPICUにいる患児に菌血症の徴候があれば，各種培養を提出し，CRPや好中球，I/T比の上昇を認める場合は抗菌薬を投与する（採血データでは，絶対値よりも変化したことのほうが重要である）．もしも培養結果が陰性であれば，48時間後に抗菌薬を中止する．

気管チューブや気管切開チューブから微生物が単離されたからといって，抗菌薬を投与しない（コロナイゼーションが予測される）．BALを行う．

抗菌薬を用いるときは常に経口，あるいは経鼻胃管チューブからナイスタチンを投与すること．

9.2 抗菌薬-院内発生敗血症
antibiotics-hospital acquired sepsis

PICU では，多剤耐性グラム陰性菌（ESBL 産生 *Klebsiella* と *Enterobacter* 属）の問題がある．ここ数年で出現してきており，そのためにカルバペネムや他の広域抗菌薬を使うことが増えている．腸管由来のカルバペネム耐性グラム陰性菌による死亡報告例がある．バンコマイシンの無制限な使用はバンコマイシン耐性腸球菌（VRE）感染症発症のリスクを高め，これは PICU では致死的である．

どの抗菌薬を投与するか決める際に考慮すること
- 細菌感染の確率：発熱あるいは不安定な体温，高い I/T 比，あるいはプロカルシトニン（プロカルシトニンの項（p.183）参照）
- 市中感染か，あるいは院内/PICU 内感染か
- 重症敗血症の徴候：他の原因なく強心薬の必要量増加，新たな胸部エックス線の浸潤影に関連した酸素化増悪
- 可能性のある病原菌
- 抗菌薬に対する感受性の見込み

院内感染
PICU 内感染敗血症治療の第一選択は，セファゾリンとゲンタマイシン（消化管敗血症にはアンピシリン，ゲンタマイシンとメトロニダゾール）．

PICU において，院内獲得 MRSA はあまりないが，市中獲得 MRSA が増えてきている．セファゾリンは大部分のコアグラーゼ陰性ブドウ球菌に耐性であるが，多くの場合は混入菌あるいは無症候性であるため，MRSE が検出された場合にバンコマイシンに変更しても予後を悪化させない．

バンコマイシンの適応
重篤な敗血症の徴候に加えて：
- MRSA のコロナイゼーション
- メチシリン耐性コアグラーゼ陰性ブドウ球菌のハイリスク：VP

シャント，中心静脈ラインをもち MRSE 敗血症の病歴がある児．

中心静脈ラインそのものはバンコマイシン使用の絶対的適応とはならず，PICU 内感染敗血症治療の第一選択としてはセファゾリンを使う．

メロペネム，アミカシンの適応

重篤な敗血症の徴候に加えて：

- *Klebsiella* 属や *Enterobacter* 属の感染，あるいはコロナイゼーション．
- 最近の第 3 世代以上のセファロスポリン，キノロン，ピペラシリン/タゾバクタム，カルバペネム使用．処方は感染症科に相談．

抗菌薬中止やデエスカレーション

抗菌薬開始前に培養検体（血液，尿，場合に応じて気管支肺胞洗浄液（BAL））を採取すべきである．

もしも培養が陰性ならば，抗菌薬を 48〜72 時間後に中止すべきである．

抗菌薬中止が適切でないときには（細菌感染の可能性が高い，あるいは重症敗血症の徴候があるという理由で），48 時間後の培養が陰性ならば，抗菌薬をデエスカレーションできる．デエスカレーションする際，適切な抗菌薬は臨床状況次第であるが，PICU での培養陰性の重症肺炎や敗血症ではアンピシリンとゲンタマイシンを含める．

9.3 抗菌薬-菌種による分類
antibiotics-by organism

以下は感受性結果が判明するまでの推奨初期治療薬である.

菌　種	オーストラリア推奨	日本での推奨
Acinetobacter	ticarcillin or meropenem +/- tobramycin	ピペラシリン or メロペネム +/- トブラマイシン
Actinomyces israelii (actinomycosis)	benzylpenicillin	アンピシリン
Aeromonas	cotrimoxazole	ST 合剤
Bartonella henselae (cat scratch disease).	ciprofloxacin or cotrimoxazole	シプロフロキサシン or ST 合剤
Bacillus anthracis (anthrax)	ciprofloxacin	シプロフロキサシン
Bacteroides	oral : benzylpenicillin. gl : metronidazole	口：アンピシリン 消化管：メトロニダゾール
Bartonella	azithromycin	アジスロマイシン
Bordetella pertussis	clarithromycin or azithromycin	クラリスロマイシン or アジスロマイシン
Borrelia burgdorferi (Lyme disease)	doxycycline or amoxycillin	ドキシサイクリン or アモキシシリン
Borrelia recurrentis (relapsing fever)	tetracycline or benzylpenicillin	テトラサイクリン or アンピシリン
Botulism	oral vancomycin	経口バンコマイシン
Branhamella catarrhalis	see Moraxella catarrhalis	Moraxella catarrhalis 参照
Brucella	tetracycline + rifampicin, or cotrimoxazole	テトラサイクリン+リファンピシン or ST 合剤
Calymmatobacterium granulomatis (Granuloma inguinale)	tetracycline	テトラサイクリン
Campylobacter fetus	cefotaxime +/- gentamicin	セフォタキシム +/- ゲンタマイシン
Campylobacter jejuni	azithromycin or erythromycin	アジスロマイシン or エリスロマイシン

9.3 抗菌薬-菌種による分類

菌 種	オーストラリア推奨	日本での推奨
Chlamydia trachomatis	Trachoma : azithromycin. Lymphogranuloma venereum : tetracycline	トラコーマ：アジスロマイシン．鼠径リンパ肉芽腫：テトラサイクリン
Chlamydophila pneumoniae	azithromycin	アジスロマイシン
Chlamydophila psittaci	tetracycline	テトラサイクリン
Citrobacter freundii	meropenem	メロペネム
Clostridia	benzylpenicillin or metronidazole. *C. difficile* : oral metronidazole or oral vancomycin	アンピシリンorメトロニダゾール．*C. dificile*：経口メトロニダゾールor経口バンコマイシン
Corynebacteria	erythromycin. JK group : vancomycin	エリスロマイシン．グループ JK：バンコマイシン
Ehrlichia	doxycycline	ドキシサイクリン
Eikenella corrodens	amoxycillin+/- clavulanic acid	アモキシシリン+/-クラブラン酸
Enterobacter	cefotaxime or meropenem+ gentamicin	セフォタキシムorメロペネム+ゲンタマイシン
Enterococcus	benzylpenicillin+ gentamicin or amikacin. Uncomplicated urine tract infection : amoxycillin	アンピシリン+ゲンタマイシンorアミカシン．単純型尿路感染症：アモキシシリン
Escherichia coli	cefotaxime+/- gentamicin	セフォタキシム+/-ゲンタマイシン
Francisella tularensis	ciprofloxacin, or gentamicin+tetracycline	シプロフロキサシンorゲンタマイシン+テトラサイクリン
Fusobacterium	benzylpenicillin or metronidazole	アンピシリンorメトロニダゾール
Gardnerella (*Haemophilus*) *vaginalis*	metronidazole	メトロニダゾール
Haemophilus ducreyi (chancroid)	erythromycin	エリスロマイシン

感染症

第9章 感染症

菌 種	オーストラリア推奨	日本での推奨
Haemophilus influenzae	cotrimoxazole. Severe infection : cefotaxime or ceftriaxone	ST合剤. 重症感染症：セフォタキシムorセフトリアキソン
Helicobacter pylori	pantoprazole+ clarithromycin+ (amoxycillin or metronidazole)	パントプラゾール+クラリスロマイシン+(アモキシシリンorメトロニダゾール)
Klebsiella pneumoniae	cefotaxime+/- gentamicin	セフォタキシム+/-ゲンタマイシン
Legionella	azithromycin+/- rifampicin	アジスロマイシン+/-リファンピシン
Leptospira	benzylpenicillin	アンピシリン
Leptotrichia buccalis	benzylpenicillin	アンピシリン
Listeria monocytogenes	amoxycillin+/- gentamicin	アモキシシリン+/-ゲンタマイシン
Moraxella catarrhalis	cotrimoxazole or cefotaxime	ST合剤orセフォタキシム
Morganella morganii	cefotaxime+/- gentamicin	セフォタキシム+/-ゲンタマイシン
Mycobacterium avium	clarithromycin+/- rifampicin+/- ethambutol+/- clofazimine	クラリスロマイシン+/-リファンピシン+/-エタンブトール+/-クロファジミン
Mycobacterium fortuitum	amikacin+doxycycline	アミカシン+/-ドキシサイクリン
Mycobacterium kansasii	isoniazid+rifampicin+/- either ethambutol or streptomycin	イソニアジド+リファンピシン+/-(エタンブトールorストレプトマイシン)
Mycobacterium leprae (leprosy)	dapsone+rifampicin+/- clofazimine	ジアフェニルスルホン+リファンピシン+/-クロファジミン
Mycobacterium marinum (balnei)	minocycline	ミノサイクリン
Mycobacterium tuberculosis	isoniazid+rifampicin+pyrazinamide+/- ethambutol or streptomycin	イソニアジド+リファンピシン+ピラジナミド+/-エタンブトールorストレプトマイシン
Mycoplasma pneumoniae	azithromycin or tetracycline	アジスロマイシンorテトラサイクリン

9.3 抗菌薬-菌種による分類

菌 種	オーストラリア推奨	日本での推奨
Neisseria gonorrhoeae	ceftriaxone	セフトリアキソン
Neisseria meningitidis	benzylpenicillin	アンピシリン
Nocardia	cotrimoxazole	ST合剤
Pasteurella multocida	benzylpenicillin	アンピシリン
Proteus	cefotaxime+/- gentamicin. Indole neg：amoxycillin	セフォタキシム+/-ゲンタマイシン．インドール陰性：アモキシシリン
Providencia	cefotaxime+/- gentamicin	セフォタキシム+/-ゲンタマイシン
Pseudomonas aeruginosa	ticarcillin+tobramycin. Urine：ciprofloxacin, or ticarcillin and/or tobramycin	ピペラシリン+トブラマイシン．尿：シプロフロキサシン or ピペラシリン and/or トブラマイシン
Burkhdderia cepacia	cotrimoxazole	ST合剤
Burkhdderia mallei (glanders)	streptomycin+either tetracycline or chloramphenicol	ストレプトマイシン+テトラサイクリン or クロラムフェニコール
Burkhdderia pseudomallei (melioidosis)	ceftazidime	セフタジジム
Rickettsia	doxycycline	ドキシサイクリン
Salmonella	cefotaxime. *S. typhi*：ceftriaxone or ciprofloxacine	セフォタキシム．*S. typhi*：セフトリアキソン or シプロフロキサシン
Serratia	meropenem or cefotaxime+/- gentamicin	メロペネム or セフォタキシム+/-ゲンタマイシン
Shigella	ciprofloxacin or cotrimoxazole or amoxycillin or ceftriaxone	シプロフロキサシン or ST合剤 or アモキシシリン or セフトリアキソン
Spirillum minus (rat bite fever)	benzylpenicillin	アンピシリン

第9章 感染症

菌 種	オーストラリア推奨	日本での推奨
Staphylococcus	flucloxacillin+/- gentamicin. Resistant: vancomycin+/- gentamicin and/or rifampicin	セファゾリン+/-ゲンタマイシン. 耐性：バンコマイシン+/-ゲンタマイシン and/or リファンピシン
Stenotrophomonas maltophilia	cotrimoxazole, or ticarcillin-calvulanic acid	ST合剤orピペラシリン/タゾバクタム
Streptobacillus moniliformis (rat bite fever)	benzylpenicillin	アンピシリン
Streptococcus	benzylpenicillin or vancomycin. *S. viridans*: benzylpenicillin+/-gentamicin	アンピシリンorバンコマイシン. *S. viridans*：アンピシリン+/-ゲンタマイシン
Treponema pallidum (syphilis)	benzylpenicillin	アンピシリン
Treponema pertenue (yaws)	benzylpenicillin	アンピシリン
Ureaplasma urealyticum	azithromycin	アジスロマイシン
Vibrio cholerae (cholera)	tetracycline or cotrimoxazole	テトラサイクリン or ST合剤
Vibrio vulnificus	tetracycline or cefotaxime	テトラサイクリン or セフォタキシム
Yersinia enterocolitica	cotrimoxazole	ST合剤
Yersinia pestis (plague)	streptomycin+/- tetracycline	ストレプトマイシン+/-テトラサイクリン

9.4 プロカルシトニン (PCT)
procalcitonin

感染症のマーカーとして,体温や I/T 比の信頼性が低い場合,あるいは敗血症の高リスク患児ではプロカルシトニン (PCT) を測定する.特に下記の場合では PCT 測定が有用である.

- ECMO
- 低体温療法
- 血液浄化
- 人工心肺後
- 熱傷
- 免疫不全
- 頭部外傷

もしも,その結果に基づいて患児の管理を変更する準備ができているならば,PCT を測定する.つまり,もしも PCT<2 ng/mL であったら抗菌薬を投与しない,中止する,あるいはデエスカレーションをする.PCT≧2 ng/mL ならば PICU 抗菌薬プロトコールに則る.

もしも,PCT が大幅に上昇(例えば,24 時間で 0.5 から 1.8 ng/mL に)しており,他の敗血症の徴候がある場合も,PICU 抗菌薬プロトコールに則る.

PCT が高くなるほど細菌性敗血症の可能性が高く,より強く抗菌薬使用が勧められる.例えば,PCT>5 ng/mL であれば抗菌薬が必要.

38℃以上の発熱があるが,絶対的な抗菌薬の適応がない患児では PCT を測る.もしも,PCT<2 ng/mL ならば,抗菌薬を投与しない,中止する,あるいはデエスカレーションすることを考慮する.

PCT は 24 時間より短い間隔で測定すべきではない.

重要事項
- すべての小児において,敗血症と確定したり除外したりできる感染マーカーは存在しない.
- PCT は敗血症の早期マーカー.CRP よりも感度と特異度が高い.
- 正常な健康小児での正常範囲は,PCT<0.05 ng/mL(あるいは μg/L)だが,PICU でこの範囲をそのまま用いるのは不適切である.
- 局所感染での典型的な PCT>2 ng/mL.しかし,0.5〜2 ng/mL のこともある.
- 菌血症がない SIRS (Systemic Inflammatory Response Syndrome) での典型的な PCT=0.5〜2 ng/mL.

- 細菌性敗血症において，PCTはほぼ常に2 ng/mL以上で，通常10 ng/mL以上，しばしば100 ng/mL台となる．
- 肺炎や細気管支炎においては，PCTは細菌性とウイルス性とを鑑別するのにあまり有用ではない．例えば，RSウイルス細気管支炎でPCT 2 ng/mL以上はあり得る．細菌性肺炎を示唆するのは非常に高値を示した場合のみ．
- 人工心肺後にはPCTは上昇し，2日後に最高値をとる．感染がなければ，通常はPCT＜2.2 ng/mL．
- 生後48時間以内の新生児はPCTが高い．正常な健康新生児では，生後24～48時間でPCT＜10 ng/mL程度はあり得る．しかし，状態の悪い新生児でPCT＞10 ng/mLは敗血症を強く示唆する．生後3日以降は2 ng/mLを閾値として使う．
- 適切に感染の治療がなされた後は，PCTは下がる．
- PCTの結果を得るのに2時間かかるが，その結果を待つことで敗血症の可能性がある小児へ抗菌薬を始める決断を遅らせてはいけない．

局所感染

局所感染診断のためにPCTは必要ない．集中治療室の患児の局所感染の大部分では，PCTの値は感染のない患児とオーバーラップするので，局所細菌感染の強い識別能をもたない．また，局所の特異的な臨床上，あるいは検査上の徴候（血栓性静脈炎，胸部術創の炎症，蜂窩織炎，尿中白血球，胸部エックス線における新たな浸潤影）がある場合は，局所感染の可能性がある．血液培養や他の培養を採取し，適切に局所感染を治療（点滴やカテーテル抜去，感染部位の抜糸，UTIの治療など）すべきで，特異度の低いバイオマーカーを使う必要はない．

ⓐ感染を示唆する臨床徴候があり，ⓑPCT＜2 ng/mLならば，抗菌薬投与を開始しないか，中止するか，デエスカレーションする．あるいはエスカレーションしない準備ができているのであれば，PCTを測定してよい．PCTは敗血症の「毎日のルーチンスクリーニング検査」ではない．

- CRPは測らない．
- 抗菌薬開始前に常に血液培養を採取する．

9.5 百日咳
pertussis

百日咳は通常,重症の長引く咳嗽として発症するが,乳児期には無呼吸として発症することもある.「whoop」(咳発作後の吸気性笛声)は生後6か月未満の児ではまれである.発作の間欠期には元気にみえることがある.呼吸窮迫が常にあるときには肺炎を示唆する.死亡率は非常に小さな乳児と,白血球数>100,000(特に好中球数>50,000)のときに最も高い.診断は鼻咽頭吸引液の蛍光抗体法かPCRによる.

重篤な状態は循環不全(肺高血圧による)や呼吸不全(しばしば肺炎),昏睡やけいれんを伴う脳症(おそらく低酸素性虚血性障害による)と関連している.

1. クラリスロマイシン7.5 mg/kg/回12時間毎7日間.経口,あるいは経鼻胃管より投与する.非経腸治療が必要な場合はアジスロマイシン静注を初日15 mg/kg(最大500 mg),以後は5 mg/kg(最大200 mg)を1日1回,7日間.接触者は,予防接種が不充分な場合と12か月未満の児,慢性循環呼吸器疾患がある場合,妊娠最後の月の場合には,治療を行う.
2. 発作間欠期には酸素化がよい場合でも,酸素療法がしばしば適応となる.前酸素化が咳発作中のチアノーゼを低減する.
3. 粘度の高い多量の分泌物がみられるため,効果的な吸引が非常に重要である(特に気管挿管後).
4. 重篤な場合にはメチルプレドニゾロン静注を考慮.
5. 無呼吸に対してはハイフローネーザルカニュラや鼻咽頭チューブCPAPが効果的なことがある.
6. 肺高血圧が重篤な循環不全や呼吸不全を引き起こすことがある.これはおそらく肺血管での白血球凝集により起こる.白血球増多(特に好中球増多)と肺高血圧があるならば,白血球除去のために緊急で交換輸血や白血球除去療法を考慮する.肺高血圧に対しては一酸化窒素やシルデナフィルを考慮する.
7. 非常に重篤な場合には,重度の低酸素性虚血性障害がなければECMOを考慮すべきである.しかし,死亡率は高い(特に6週

間未満の乳児).
8. 低血圧にはバソプレッシンが有効な場合がある(1 u/kg を 50 mL に溶解し,0.5〜2 mL/hr で投与).

9.6　敗血症：重度
sepsis：severe

　敗血症による低灌流状態では，最初の3時間以内に，少なくとも30 mL/kg の晶質液を投与する．

　よい効果があるならば，輸液蘇生を続ける．40 mL/kg 以上の輸液が必要ならば，病因鑑別や感染巣制御，病態に特異的な治療が緊急で必要．追加輸液は循環動態（血圧，心拍数，神経学的状態，$ScvO_2$，乳酸値，CVP のトレンド）を頻繁に再評価しながら判断する．

　目標の平均血圧は年齢により異なる．MAP（mmHg）>40（1～4か月），>45（5か月～5歳），>50（6～7歳），>55（>7歳）．血管収縮薬の第一選択としてはノルアドレナリン 0.01～0.5 μg/kg/min を用いる．セカンドラインとしては，バソプレッシン 0.02～0.06 u/kg/hr（心収縮が許容範囲内の場合）とアドレナリン 0.01～0.5 μg/kg/min（心収縮能が低下している場合），あるいはドブタミン（15 μg/kg/min まで）を用いる．40 mL/kg 以上必要な場合には 4％アルブミン投与を考慮．心収縮能低下が続く場合，乳酸値上昇（アドレナリン投与起囚でない）の場合，dBP（mmHg）<25（12か月未満），dBP<30（8歳以下），dBP<40（9歳以上）といった拡張期低血圧が続く場合は，VA-ECMO（central）を検討する．

　腎保護目的の低用量ドパミンを使わないこと．

　血管収縮薬が必要なすべての患児には，動脈ラインが可及的速やかに必要．

　適切な輸液組成と血管収縮薬によっても循環動態が不安定ならば，ステロイド（ハイドロコルチゾン 1 mg/kg 6～8時間ごと）投与を検討する．

呼吸：高流量酸素マスク，あるいはハイフローネーザルカニュラ，鼻咽頭 CPAP を用いる．

気管挿管：適応は重度の呼吸窮迫や，酸素投与で改善しない低酸素血症，低換気，意識障害，輸液 60 mL/kg と強心薬投与でも改善が乏しい重度なショック状態の場合である．気管挿管は危険な手技であり，導入の際は多くの患児が非常に不安定となる．ケタミン，ベクロニウム，あるいは少量のフェンタニルを用いる．強心薬をつないでおき，アドレナリン静注を準備しておく（「肺炎」の項の

「肺炎の患児への挿管」(p.76)も参照．チオペンタールやプロポフォールは使わないこと．換気は $SpO_2>90\%$ を保つ最低の F_1O_2 を用いる（必要に応じて PEEP）．$pH>7.25$ となるように換気し，PCO_2 35 mmHg 以上，PIP 30（<12か月）・35（12か月以上）以下を保つ．$pH<7.25$ で base deficit>10 mmol/L ならば，重炭酸投与を考慮（1時間かけて静注）．

診断と感染巣同定：

- 少なくとも2セットの血液培養（好気と嫌気）を採取（抗菌薬治療を遅らせない）．長期留置ラインがある場合にはラインからの血液培養と末梢穿刺の血液培養のための検体を採取．
- 尿培養採取．ショック患児に髄液検査は行わない．他の培養も検討（BALなど）．
- 血液培養の量：各サンプル毎に 0.25 mL/kg（最低1 mL，最大20 mL）．量が多いほど，また何度も検査するほど菌血症の診断の正確性が増える．1時間以上間隔をあけて経皮穿刺を2回か3回(しかしそれ以上は行わない) 行ったほうが陽性率は高くなる．血液培養が1つしか採取されずにコアグラーゼ陰性 S.epidermidis が検出された場合はコンタミネーションの可能性がある．亜急性細菌性心内膜炎が疑われる場合には 48 時間の間に 3〜5 回培養採取する．
- 末梢穿刺：手洗いと手袋着用を行う．アルコール含有クロルヘキシジンで最低2分間皮膚を湿らせ，その後乾くのを待ち，それから no-touch テクニックを用いる．
- ラインからの培養：手洗いと手袋着用を行う．三方活栓に付着して目視できる不純物を綿棒で注意深く取り除き，接続部に 70%アルコールを2分間満たして，その後アルコールを捨てて乾かし，死腔分を捨てて検体採取し，死腔分を戻した後に三方活栓の血液をきれいに除く．
- 抗菌薬治療：抗菌薬投与を1時間以内に開始する．病原菌が分かっているならば，特異的な抗菌薬を使う．そうでなければ flucloxacillin（日本ではセファゾリン）（院内感染の場合はバンコマイシン），セフォタキシムとゲンタマイシン．腸内細菌感染が疑われるならば，ペニシリンとゲンタマイシンとメトロニダゾール投与．毒素による疾患（toxic shock syndrome）の場合には，クリンダ

マイシンと免疫グロブリンを投与する.

- 感染巣制御：敗血症や敗血症性ショックの患児では，緊急で感染巣制御が必要な感染症的診断を，できる限り迅速に確定，あるいは除外すべきであり，感染巣制御のために介入を要する場合には緊急で行うべきである.
- 免疫グロブリン：毒素性疾患（A群溶連菌や黄色ブドウ球菌）ならば，免疫グロブリン 0.5 g/kg を 2 時間で静注し，36 時間後に同量を再投与.
- 腎代替療法：24 時間以上乏尿，クレアチニン＞4.5 mg/dL あるいは＞1 mg/dL/day で増加しているならば，血液浄化療法を考慮．重症敗血症では血漿交換を検討.
- 栄養：早期経腸栄養を用いる．臓器灌流が保たれているならば，早期に trophic feeds を行う．早期 TPN は避ける．必要に応じてインスリン 0.05 u/kg/hr 投与し，血糖値を 72〜216 mg/dL（4〜12 mmol/L）に保つ.
- ヘパリン：ヘパリン 10 u/kg/hr 投与を考慮.
- 血液製剤：赤血球輸血はヘモグロビン値が 7.0 g/dL 未満に下がったときのみ行う．ただし，心筋虚血，重度低酸素症，単心室，早産，出血といった酌量すべき状況を除く.
- 予防的な血小板輸血は 10,000/mm^3 未満（明らかな出血がない場合），20,000/mm^3 未満（出血のリスクが高い場合）で考慮する．活動性出血や手術，侵襲的処置のためには高めの血小板（50,000/mm^3 以上）が勧められる.
- 血漿交換：重度敗血症で考慮.

　カニュラ：小児で 8 Fr（血液流量 30〜60 mL/min），13 歳以上では 11.5 Fr（血液流量 50〜100 mL/min）

　フィルター：Gambro PF 1,000，あるいは PF 2,000（あるいはそれと同等のもの）

　ろ過：20 mL/kg/hr で 6 時間，それから 10 mL/kg/hr で 30 時間．24 時間以内にフィルターが凝固したら交換する.

　ヘパリン：1,000 u を食塩水 50 mL に溶解しフィルター前より 1〜10 mL/hr，1,000 u を食塩水 50 mL に溶解しフィルター後より 1〜10 mL/hr．ACT 目標は正常値×1.5（Hemochron で 160〜180）

　Acid citrate dextrose, formula A（ACDA）：フィルター前に血

液流量 1 mL/min 毎に 1 mL/hr で投与.

置換液：糖 0.3%, Na 135 mmol/L, K 3.5, Ca 2.0, Mg 0.7, HCO$_3^-$ 25, P 1.5, Cl 100, 酢酸 9.2, アルブミン 30 g/L. 800 mL 置換する毎に, FFP1 袋（約 230 mL）投与し, もしもフィブリノゲン＜2.0 g/L ならクリオプレシピテート 5 mL/kg（1 袋/4 kg）を投与.

9.7 髄膜炎と脳炎
meningitis and encephalitis

髄膜炎

1歳未満の髄膜炎患児は，急激な状態増悪の可能性があるため，PICUに入室すべきである．1歳未満の髄膜炎患児だがPICU入室が必要ないと考える場合には，PICUコンサルタントに連絡する．昏睡，低血圧，血清ナトリウム値<130 mmol/L，複数回のけいれんや15分以上のけいれんのある患児はすべてPICUに入室させる．（「敗血症」に関連した項 (p.187, 194) も参照すること）．

腰椎穿刺が禁忌なのは，耳たぶを強く1分間圧迫しても反応がなかったり，目的のある動きを認めない場合（問題がなければ患児は治療者を押しのけようとしたり親を探したりするはずである），あるいは神経学的な局所徴候がある場合である (Rennick, BMJ 1993；306：953-5)．その他，血液培養，血算とI/T比，血液ガス，電解質と腎機能検査，血糖値測定を行う．

<治　療>
1. 抗菌薬：セフォタキシム75 mg/kg/回6時間毎静注．生後2か月未満の場合はペニシリンとゲンタマイシンも投与する．
2. 輸液：循環血液量不足（と低血圧）と水分過剰（脳浮腫）の両方に気をつける．低血圧には0.9%食塩水10 mL/kgをボーラス投与し，大腿静脈への中心静脈ライン挿入とCVP測定を考慮．維持輸液は「Plasma-Lyte 148＋5%糖」を1 mL/kg/hrで投与（低ナトリウム血症があれば，さらに減量）．
3. 少なくとも最初の24時間は，電解質と血糖値を4時間毎に測定．低ナトリウム血症は水分過剰を示唆する．
4. 通常はデキサメタゾン0.15 mg/kg/回を6時間毎に静注するが，敗血症性ショックのときにはその代わりにハイドロコルチゾン1 mg/kg/回を6時間毎に静注する．さらに，もしも抗菌薬の初回投与前に投与できるならば，メチルプレドニゾロン10 mg/kgかデキサメタゾン2 mg/kgを単回投与する．
5. 気管挿管と人工呼吸管理：意識障害やけいれん，神経学的局所徴候，アシドーシス，低血圧がたとえ軽度でもあるならば，早期に施行する．前酸素化および輪状軟骨圧迫を行い，ケタミン

2 mg/kg・フェンタニル5 μg/kg・スキサメトニウムを静注し，手早く気管挿管．
6. 気管挿管された患児にはすべて頭部CTを施行する．もしも臨床的，あるいは放射線学的にICP上昇の徴候があれば，PICUコンサルタントから脳神経外科コンサルタントへ，脳室留置カテーテル（もしも圧が高ければ，早期減圧術も）について助言を求めることがある．
7. 反復するけいれんや長時間のけいれん治療には，気管挿管の上でフェノバルビタール20 mg/kgを30分かけて静注，それから必要に応じて10 mg/kg．フェニトインと総計60 mg/kgのフェノバルビタール投与にもかかわらずけいれんが続く場合，ミダゾラムを0.2 mg/kg静注し，1 μg/kg/min持続静注（1～18 μg/kg/minの範囲で，けいれんがコントロールできるまで増量）を考慮する．
8. 届け出義務のある疾患であれば関係各科が報告をする．

脳　炎

<原　因>

HSV，VZV（小脳炎），EBV，マイコプラズマ，インフルエンザ（筋炎，特にB型ではCK測定），エンテロウイルス（よくある手足病変に注意，神経原性肺水腫），ロタウイルス，HHV6．感染に伴う免疫修飾，自己免疫，代謝，血管，新生物に伴うもの，中毒（アルコール，アセトアミノフェン，サリチル酸，三環系抗うつ薬，重金属），敗血症性脳症．

<腰椎穿刺を施行すべきかどうかの判断>

CTでは行わず，臨床的徴候に基づくべきである．しかし，腰椎穿刺の臨床的禁忌徴候（前述）があるときには緊急CTを施行し，脳浮腫，基底槽狭小化，腫瘍性病変，膿瘍の有無を確かめる．ただしCTが正常でもICP亢進を除外できない．

<検　査>

- HSV（1 & 2），VZV，エンテロウイルス，マイコプラズマのPCR
- 髄液検査のタイミングが遅れたときにはHSV IgGも
- 髄液乳酸値（ミトコンドリア異常症，髄膜炎），オリゴクローナルバンド（ADEMや抗NMDA受容体抗体脳炎）

- 咽頭と直腸の綿棒検体からのエンテロウイルス
- 鼻咽頭の検体からの呼吸器感染症ウイルスのPCR
- アルボウイルス,ライム病,猫ひっかき病,リケッチアやエールリヒア症が疑われるときには,急性期と回復期の血清
- 水疱内容液のPCRと培養(HSV,VZV)
- ウイルス性脳炎の早期脳病変を見つけるには,CTよりもMRIのほうが感度が良い.

<治　療>

アシクロビル:3か月〜12歳は500 mg/m^2 あるいは10〜15 mg/kg/回 8時間毎,13歳以上は10 mg/kg 8時間毎.

マイコプラズマが疑われるならば,エリスロマイシンかクロラムフェニコール(+/−ステロイド)を考慮(Daxboeck J Child Neurol 2004 19:865-871).

9.8 髄膜炎菌敗血症
meningococcal sepsis

(「敗血症」と「髄膜炎」に関連した項 (p.187, 191) も参照)

　髄膜炎菌感染症を強く疑うとき(典型的な皮疹がある状態の悪い患児)には,腰椎穿刺をしないこと.血液培養,血液塗抹標本のグラム染色,咽頭拭い液,EDTA チューブに血液 2 mL(髄膜炎菌 PCR 用),血算と分画,I/T 比,凝固機能,血液型,血液ガス,Na,K,Cl,Ca,P,クレアチニン,血糖値と胸部エックス線の検査を行う.

＜治　療＞

1. 髄膜炎菌感染症の患児にはしばしば,初期に多量の輸液が必要となる(そして,抗菌薬が血管内低容量を増悪させる)ことがある.10〜20 mL/kg の 0.9％食塩水をボーラス投与.60〜100 mL/kg 必要となることもある.敗血症性ショックの治療については,「敗血症：重度」の項 (p.187) 参照.

2. もしも初回抗菌薬の前に投与できるのならば,メチルプレドニゾロン 10 mg/kg 静注.

3. ハイドロコルチゾン 1 mg/kg を 8 時間毎静注.

4. 早期に気管挿管する(40 mL/kg を超える輸液,BE＜−10,進行性皮膚病変).状態が悪くなるまで待たないこと.前酸素化,輪状軟骨圧迫,もしも意識障害がなく循環が安定していればチオペンタール 1〜2 mg/kg をゆっくり静注,スキサメトニウム 2 mg/kg 静注,そして手早く気管挿管.

5. セフォタキシム 75 mg/kg/回 (最大 3 g) を 6 時間毎静注.

6. 免疫グロブリン 0.5 g/kg を 2 時間かけて静注.

7. 12〜24 時間以上乏尿ならば,血液浄化を考慮.

8. 電撃性紫斑があれば,FFP 15 mL/kg/回を 8 時間毎に投与,ヘパリンを 20 u/kg 静注して 10 u/kg/hr で開始(血液浄化のためにヘパリン化されている場合を除く).

9. しばしば多量の FFP が必要となる.血糖値 4〜6 mmol/L (約 70〜110 mg/dL) を維持するために,必要に応じて 50％糖を使用する.血糖値＞8 mmol/L (145 mg/dL) ならば,インスリン 0.5 u/kg/hr を加える(Van den Berghe, NEJM 2001；345：1359-67).

10. 成人に近い体格でコンパートメント圧が 40 mmHg，あるいは拡張期血圧 − 30 以上ならば，緊急減張切開．
11. 抗菌薬開始後 12 時間は患児の隔離を考慮する．ただし，これは必ずしも実際的ではないし，また，抗菌薬治療後数時間後にはすでに感染拡大の危険性は非常に低い．
12. PICU スタッフに予防抗菌薬が必要となることはまれ．呼吸器系分泌物（咳嗽，あるいは気道管理の最中の分泌物）に患児の抗菌薬治療開始から 24 時間以内（おそらくもっと早期）に防御なく曝露した場合のみ必要となる．
13. 関係主科が保健所へ症例報告し，接触者への予防処置を手配する．

9.9 脾摘出術,あるいは無脾症
splenectomy or asplenia

1. 感染のリスクについて情報提供し,注意喚起の印(ブレスレットなど)を身につけるよう助言すべきである.具合が悪いとき,マラリア発生地域への旅行計画があるとき,動物に咬まれたときには主治医の診察を受けるよう助言すべきである.
2. それらの患児の診療記録には,脾摘後あるいは無脾症であることの分かりやすい印をつけるべきである.
3. 肺炎球菌や髄膜炎菌 c 型,インフルエンザ菌 b 型に対するワクチンは,脾摘の少なくとも 14 日前,あるいは術後できるだけ早期に投与し,5 年毎の追加接種を考慮すべきである.再ワクチンの必要性の指標として抗体値測定が提案されているが,しばしばその解釈は難しい.
4. 経口フェノキシメチルペニシリン(成人 250 mg か 500 mg を 1 日 2 回),あるいはペニシリンアレルギーの場合にはエリスロマイシン(成人 250 mg か 500 mg を 1 日 2 回)を脾摘後少なくとも 1〜2 年間は投与.免疫不全患者は,生涯を通じて予防投薬を受けるべきである.
5. ペニシリン予防投薬を中止する際には,特にすぐに受診することができない場合,患者はアモキシシリン 3 g の錠剤(成人の場合)をもっておき,発熱時に服用できるようにしておく.

9.10 予防接種
immunization

「日本小児科学会が推奨する予防接種スケジュール」(2018年8月1日版　日本小児科学会)を掲載する．詳細については下記参照．
[http://www.jpeds.or.jp/modules/activity/index.php?content_id=138]

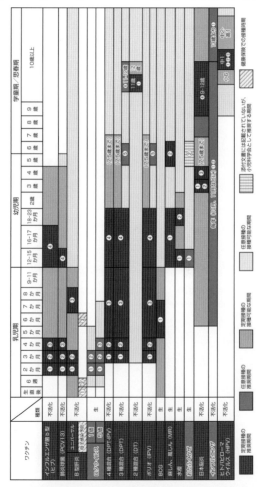

第 10 章　外　因

10.1　外　傷
trauma

　救急隊から重度の外傷の連絡を最初に受けた医師は以下の情報を聞くべきである．年齢，何が起こったか，明確な損傷の状態，血圧，意識状態，瞳孔の状態，酸素飽和度あるいは中心性チアノーゼの有無，気管挿管されているか，換気されているか，輸液，到着予想時刻．

　重度の外傷の全例について，PICU 看護責任者，PICU コンサルタント，救急レジストラー，一般外科レジストラー（あるいはコンサルタント），放射線技師，輸血部，脳神経外科レジストラー（必要な場合）に連絡する．外傷チームを起動するのは救急部看護責任者か救急部蘇生担当コンサルタントである．

　PICU 上級医（フェローかシニアレジストラー）が救急部へ行き，気道管理のサポートと全体的な管理について指示する．

役割配分

- チームリーダー（TL）：技術/経験によって役割と責任を割り当てる．まず，外傷チームを起動させる．すべてのチームメンバーの感染防護具を確認する．あらかじめ放射線技師に連絡し，エックス線をオーダーし，CT について相談しておく．輸血部に（大量）輸血の可能性について連絡しておく．到着するまでの情報を得て，必要に応じて PETS（搬送担当）コンサルタントに連絡する．家族のサポートの役割分担も行う．必要に応じて他部署（脳外科，整形外科など）に連絡．優先度に関してチームと情報共有し，タイムリーかつ安全で漏れがない患児管理をする．適切な時と場所で適切な医師に正式な申し送りをする．
- TL サポート：麻酔科医がいる場合の PICU レジストラーの役割は以下の通り．管理について TL と話し合ったり，TL に助言したりする．専門各部署と連携する．適切な検査オーダーを手伝い，結果確認し，関連する結果について，TL とコミュニケーション

第10章　外　因

をとる．家族に連絡を取り，必要な情報を得る．輸血部が症例について知っていることを確認する．長期ケアの必要性について考慮する．

- 気道担当医師：PICU レジストラーか，麻酔科レジストラーが担当する．気道と呼吸の評価と管理をする．到着前の準備：感染防護具（手袋，ガウン，ゴーグル，放射線プロテクター）．気道管理物品と挿管のための薬剤および，気道管理のプラン数通りを看護師・TL と話し合う．到着後：ログロールや患児移動をコントロールする．酸素投与，気管挿管の必要性評価と実施（TL と相談しながら）．常に頚椎保護を心がける．CNS 評価をして，変化があれば TL に報告する．気管挿管後：経口胃管，気管チューブ固定．安全な人工呼吸器設定下に正常酸素分圧・正常炭酸ガス分圧を目標に人工呼吸器設定を調整する．適切な鎮静ができているかどうか確認．挿管患児の移動に一緒についていく(手術室や PICU，CT 室)．

- 評価担当医師：到着前の準備：感染防護具（手袋，ガウン，ゴーグル，放射線プロテクター）．超音波撮影装置（予測される損傷を TL と話し合っておく）．到着時：救急車からの移動の手伝い．呼吸：バイタルサイン，胸郭の異常を同定．循環：バイタルサイン，大量出血の有無，腹部・骨盤，四肢，extended FAST（必要に応じて）．神経：神経学的評価．体温確認：冷えないように注意．血糖値：TL と記録担当に報告．到着後：二次評価をする．手技の手伝い．エックス線を依頼し，検査結果を確認する．

- 手技担当医師：到着前の準備：感染防護具（手袋，ガウン，ゴーグル，放射線プロテクター）．静脈路の準備として太い静脈路2本，骨髄針，骨盤固定具，胸腔ドレーン．到着時：救急車からの移動の手伝い．静脈路2本確保，血液検査オーダーと検体採取．到着後：気道確保困難であれば，気道担当医師の手伝い．胸腔ドレーン，骨盤固定(評価担当医師と)．輸血について血液管理部と連携．

- 看護師 TL：到着前の準備：感染防護具（手袋，ガウン，ゴーグル，放射線プロテクター）．看護師チームの役割分担．到着時：追加スタッフや物品の調整．ベッドコントロール．家族のケア．

- 記録担当：到着前の準備：感染防護具（手袋，ガウン，ゴーグル，放射線プロテクター）．自分の役割をチームに知らせる．室内で記

10.1 外傷

録に当たる．チームメンバーとその役割を記録する．到着時：以下の物事について記録する．時間，救急隊からの引き継ぎ内容，参加者とその役割，一次・二次評価，理学的所見，輸液・薬剤・輸血の状況，損傷のサマリー．処置や手技の時：治療への反応を記録．指示にしたがい，大量輸血プロトコールを起動する．定期的にバイタルサイン，GCS/AVPU を記録．移動時間と場所を記録．

- 気道担当看護師：上級看護師，PICU/ED 所属看護師が務める．到着前の準備：感染防護具（手袋，ガウン，ゴーグル，放射線プロテクター）．気道担当医師，TL と気道確保のプランを明確にする．気管挿管の準備：グライドスコープを室内に準備．挿管に使う薬剤を気道担当医師，TL と明確にする．人工呼吸器の準備（設定は気道管理医師や TL が指示）．到着時：ログロールを手伝う．適切なカラーで頚椎保護．気管挿管と気道管理を手伝う．経口胃管挿入，胃内容吸引確認．搬送に付き添う．

- 循環担当看護師：必要性に応じて役割分担する．

  処置：到着前の準備：感染防護具（手袋，ガウン，ゴーグル，放射線プロテクター）．静注薬剤，点滴針，骨髄針準備．到着時：ログロールの手伝い．骨盤固定，胸腔ドレーン，尿道留置カテーテル挿入．点滴固定の手伝い(外出血があれば圧迫)．動脈ラインや中心静脈ライン挿入の準備．

  輸液1：到着前の準備：感染防護具（手袋，ガウン，ゴーグル，放射線プロテクター）．急速輸液装置のプライミング：輸血管理室と連携．到着時：ログロールの手伝い．急速輸液装置，輸血の管理．輸血管理室，TL と記録担当と連携．

  輸液2：到着前の準備：感染防護具（手袋，ガウン，ゴーグル，放射線プロテクター）．依頼があった挿管用薬剤と鎮痛薬の準備．持続とボーラスの鎮静準備．裁断用ハサミ，毛布，加温装置．搬送の準備確認（搬送バッグ，薬剤ボックス，搬送用モニター）．到着時：時間記録開始，ログロールや移動の手伝い．衣服を取り除き，毛布をかける．モニターをつけて最初のバイタルサインを記録する．静脈路確保と採血の手伝い．薬剤の準備と投与量の確認．心停止時の胸骨圧迫．

- 放射線技師：エックス線撮影のためのプレートをあらかじめセットしておく（胸部，頚椎側面，＋/−骨盤）．追加撮影は二次評価

の後で，もう必要ないと分かるまでは外傷チームと一緒にいる．
- ソーシャルワーカー：家族に挨拶し，引き続くサポートのために待機場所へ案内する．精神・社会的な背景を聞く．ソーシャルワーカーの責任事項として翌日もフォローする．患児が亡くなったり，来院時に心肺停止だった場合は，家族と話す際にソーシャルワーカーが同席する．家族や友人，聖職者と連絡をとるのを助ける．葬儀の調整，剖検，臓器提供などをサポートする．検視官への連絡や警察への照会時に家族をサポートする．

ヘリコプター受け入れ

大部分の症例では，救急隊が患児をヘリパッドから救急外来まで搬送する．患児が非常に不安定なときには，METとしてヘリコプター受け入れエリアに呼ばれる．救急外来MET（看護師と医師）とPICU MET（看護師と医師）の2チームとも呼ばれる．PICUレジストラーは，ヘリパッドの照明がついており，ドアの鍵が開いていることを確認する．救急外来チームが酸素ボンベと酸素投与器材，吸引器を持ってくる．もしも患児がさほど重症でないと分かっているならば，PICUチームはヘリパッドに待機する必要はない．受け入れチームは，合図があるまで扉の手前で待機する．

PICUでの外傷患児受け入れ

気道，呼吸，循環，神経症状（意識状態をAVPUスケールで測る），外表（衣服を完全にとるが，暖かさを保つこと）を精査する．

上肢に太い静脈ライン2本を確保する．

静脈路確保に90秒以上かかるならば，骨髄針を挿入する．

頸椎固定：アスペンカラーと砂嚢，テープを用いる．

血液検査：静脈路が確保できたらすぐに血糖，クロスマッチと他の必要な検査を行う．クロスマッチの量は体格と出血量次第とする．学童では，通常少なくとも4uは必要である．

頻脈が続く場合には，不適切な蘇生，見えない場所での出血の見落とし，胸腔内損傷（気胸や心タンポナーデ），あるいは不適切な鎮痛・鎮静の可能性がある．

予想出血量が40 mL/kg以上ならば，FFPと血小板を準備する．

CT室へ移動する前に気道，呼吸，循環が安定していることを確

認するが，それ以外では CT 撮影を遅れさせないこと（安定化に必須な場合を除いて，動脈ラインや中心静脈ライン挿入のために CT 撮影を遅らせてはならない）．

頭部外傷が疑われる，あるいは確認された場合には，血圧をしっかり維持し，安全な呼吸器設定で正常酸素血症と正常炭酸ガス血症（CO_2 35〜45，SpO_2 95〜99％）を目標にする．

胸部エックス線を到着後すぐ撮影する（放射線技師に場所をゆずる）．骨盤，頚椎，胸腰椎と四肢のエックス線は CT 後まで待ってよい．

バックボードはエックス線透過性であり，そのままエックス線撮影を行ってよい．バックボード上にいる間は30分毎にログロールする．

患児の移動（ストレッチャー，ベッド，CT 室）時には，気道担当医師が患児の頭部を保持する．

CT 室へ移動前にログロールして椎骨を診る．正しいログロールを心がける．気道担当医師が頭部保持し，少なくとも他に2名（年長児の場合は3名）が手伝い，1名が肩，1名が骨盤，1名が下肢を保持する．上肢を体幹上で重ね合わせ，頭部保持者が合図する．

すべての外傷患児は1時間毎に体位変換する（コンサルタントがそうしないと記載した場合を除く）．

CT 室への移動：搬送用モニター，用手換気，あるいは肺損傷があれば搬送用人工呼吸器．医師1名，看護師1名と救急外来スタッフが CT 室についていく．患児の頭部を CT 用頭部固定枕に乗せない（頚部が動く危険性）．CT 室にある人工呼吸器や麻酔器を使用しない（搬送用人工呼吸器か用手換気）．

放射線撮影：患児到着の15分前に放射線技師に連絡し，到着時に技師が PICU に待機できるようにする．もしも頭部外傷があれば，その患児が緊急頭部 CT が必要である旨を技師に伝える．これは放射線科コンサルタントが不在でもできる．到着後すぐに胸部エックス線を撮影．胸腰椎・骨盤・頚椎・四肢エックス線撮影のために搬送を遅らせるべきではない．もしも，外科コンサルタントやレジストラーが腹部 CT が必要であると考えるときには，患児が CT 室に到着する充分前に放射線科コンサルタントへ連絡する．もしも最初のエックス線で縦隔拡大があり，胸部大動脈損傷

が疑われるときには，吸気時に15°頭部挙上して再度エックス線撮影(ベッド全体を傾け，上半身だけを動かさない．血圧に注意)．

報告と相談：TLが外科系（脳神経外科，整形外科，形成外科，眼科など）に患児が到着したことを連絡し，必要に応じて手術室と麻酔科にも連絡する．

患児の移動：PICU患児は，CT撮影後に病棟へ直接転棟はせず，PICUへ戻るべきである（時に直接手術室へ行くこともある）．ただし，頭蓋内血腫の患児は，開頭術やバーホール後に手術室で抜管し，直接病棟へ行くこともある．

頸椎保護を臨床的に解除できない場合にはMRIを検討する(小児ではSpinal Cord Injury Without Radiological Abnormality (SCIWRA) が多い)．頸椎保護解除は病院のプロトコールに従う（脳外科医が頭部外傷の管理をしているとき以外は整形外科医）．思春期以後の小児では，DVT予防を検討する．担当科が3次評価を完遂させる（PICUに委任された場合を除く）．

10.2 頭部外傷
head injury

(Brain Trauma Foundation, Pediatr Crit Care Med 2012 Vol. 13, No. 1 (Suppl.) 参照)

除皮質硬直，除脳硬直，あるいは弛緩している場合の処置：筋弛緩，人工呼吸管理（CO_2 35〜40 mmHg，酸素飽和度>90%），鎮静（モルヒネ，ミダゾラム），正常体温まで冷却，ICP（頭蓋内圧）測定（もしも ICP>20 mmHg なら外減圧，髄液ドレナージ，3%食塩水，マンニトール 20% 1 mL/kg，チオペンタール），Na 140〜150 mEq/L に維持（3%食塩水 3 mL/kg を1時間，必要に応じて投与．ICP が急激に上昇している場合には5分間で投与してもよい）．循環血液量維持（CVP 5〜10 mmHg，アルブミン>2.5 g/dL），脳灌流圧（cerebral perfusion pressure：CPP）維持（新生児>30 mmHg，1〜6か月>35，6〜11か月>40，1〜4歳>45，5〜9歳>50，10〜15歳>55，15歳以上>60），低血圧や低 CPP にノルアドレナリンを使用する．レベチラセタムを投与する．血糖値 70〜140 mg/dL（4〜8 mmol/L）に維持（糖やインスリンを使って）．第2病日に SSEP（体性感覚誘発電位）施行を考慮．

人工呼吸管理
以下の患児すべてに施行する．
a. 弛緩あるいは除脳肢位，除皮質肢位
b. 意識状態増悪
c. 呼吸不全
   $PaCO_2$ 35〜40 mmHg，酸素飽和度>90%を維持し，PEEP 5 cmH_2O とする．

筋弛緩，鎮静，鎮痛
最初の神経学的評価に続いて行う．
1. 鎮痛
   a．モルヒネ持続静注 40〜80 μg/kg/hr.
   b．痛みを伴う手技（骨折がある患児の体位変換など）の前にモ

ルヒネ 50 μg/kg 静注（50 mL に 1 mg/kg 溶解した組成ならば 2.5 mL/kg）.
2. 鎮　静
   a. ミダゾラム 1〜4 μg/kg/min
   b. 刺激に反応する（四肢の受動運動での頻脈，血圧上昇，流涙など），あるいは ICP が高い場合にはミダゾラム 0.2 mg/kg 静注し，持続点滴増量を考慮する（時に最大 18 μg/kg/min まで使われる）か，ジアゼパム（0.1 mg/kg をゆっくり静注，4 時間毎）を追加する.
   c. チオペンタールを使う場合にはすべての他の鎮静薬を中止すべきである（疼痛が強そうな場合にはモルヒネやフェンタニルは少量残してよい）. チオペンタールを使う場合，理想的には持続脳波モニタリングが望ましい.
3. 筋弛緩
   a. 頭部外傷の程度が CT 撮影で確認されるまでのすべての患児に施行.
   b. ICP カテーテル挿入を決定されたすべての患児に施行.
   c. 持続する頭蓋内圧亢進を呈するすべての患児に施行（少なくとも受傷から 72 時間は筋弛緩する）.
   d. パンクロニウム 0.1〜0.15 mg/kg を適宜用いる. あるいはベクロニウム 0.1 mg/kg.
   もしも ICP カテーテルを挿入しないと決定されたなら，筋弛緩を継続しない. ベクロニウム持続静注を避ける（筋弛緩遷延につながりやすいため）.

体温管理

1. すべての患児に，正常体温（36〜37℃）を保つように積極的に介入する（必要に応じて冷却ブランケットを用いる）. 低体温（35℃未満）は確かに ICP を下げるが，生存率改善への有効性は証明されていない. それゆえ，臨床研究以外の場面では，その他の治療に抵抗性の ICP 亢進以外には適応すべきでない.
2. 低体温療法として積極的に冷却するためには，患児を人工呼吸管理し，筋弛緩して冷却ブランケットでまず 35℃まで冷却し，それでもまだ ICP が制御できなければ 32〜33℃に冷却する.

3. 低体温療法はICPが安定して20 mmHg未満となるまで続ける.
4. 復温は徐々に,自動温度制御機構つきのブランケットで行う. 中枢温を3時間毎に0.5℃以内ずつ上昇させて36～37℃とする (37℃を超えないこと). もしもICPが急激に上昇してCPPが低下したら再冷却する.
5. 復温中には血管拡張がよく起こるので,輸液やノルアドレナリンがしばしば必要である.
6. 冷却ブランケット使用を中止した後,ICPが12時間安定するまで鎮静薬を減量しない.
7. 36℃未満のときは必要栄養量は非常に少ない.

心拍出量維持

1. 血管内低容量を是正:0.9%食塩水5～10 mL/kgを適宜急速投与.蘇生のために4%アルブミンを使用しないこと.
2. 維持輸液投与
    a. 総血管内輸液量(KCl 40 mmol/Lを含む0.9%食塩水+モルヒネ+観血的動脈圧ライン+強心薬+50%糖水)は下表の通り.

体重 (kg)	3	5	7	15	20	25	30	40	50	60	70
mL/hr	5	7	10	17	21	25	28	32	40	45	50

    b. 尿量を1.0 mL/kg/hr以上に保つ.
3. 生化学
    a. 血清Na 140～150 mmol/Lを維持.140 mmol/L未満の時には3%食塩水3 mL/kgを2時間で投与.水分投与量減量を考慮.
    b. 血糖値約70～140 mg/dL(4～8 mmol/L)を維持.50%糖0.5 mL/kg/hr,あるいはインスリン0.05 u/kg/hrを必要に応じて調整しながら用いる.
4. 平均血圧
    a. 正常血管内容量(CVP 5～10 mmHg, Na 140～150 mEq/L)を0.9%食塩水を使って保つ(アルブミンを使わない).
    b. 特に最初の5日間は,注意深く低血圧を避け,CPPを維持する(後掲の目標値(p.209)を参照). その後の時期の至適CPP

値は議論の余地がある．必要に応じて，ノルアドレナリン 0.05〜0.5 μg/kg/min を用いる．
  c. アドレナリン 0.05〜0.1 μg/kg/min 投与を考慮（特にチオペンタール投与時や心臓エコー検査で心室機能が低下しているとき）．

ICP モニタリング（経脳室内カテーテルあるいはコッドマンカテーテル）

1. 以下の患児すべてに施行：
  a. 弛緩，あるいは除脳肢位，除皮質肢位
  b. 開頭術時の脳腫脹
  c. 目的を持った動きがない，異常肢位，弛緩がある状態で，長時間の外科手技が必要な場合（開腹術や整形外科的手術など）．

ICP 上昇がある場合は，コッドマンカテーテル（CSF（脳脊髄液）が除去できない）よりも側脳室へのカテーテル留置の方が非常に望ましい．

開頭減圧＋硬膜形成術は ICP 低下と関連しているが，重度障害をもった生存者が増える．その有益性は血腫除去して骨を戻せないときに限られる．

2. 管理の基本方針
  a. 動脈血圧と ICP のトランスデューサーは外耳道のレベルでゼロ合わせをし，ICP と CPP を同じ基準で測定できるようにする．
  b. CSF の排液は，ドレナージビュレットの外耳道からの高さ（液体が落ちるレベル）に規定されている．例えば，ICP が 20 mmHg 以上のときに ICP を 15 mmHg に下げるためには，ビュレットの外耳道からの高さ＝15 mmHg×1.36＝20.4 cm なので，ビュレットの頂点（液体が落ちるレベル）は外耳道から 20 cm の高さとし，15 mmHg で排液するようにする．
  c. 持続的に排液しているときに ICP 測定するには，三方活栓を少なくとも 30 秒以上閉じてから測定すべき．
  d. CSF は連日培養する．

3．ICP 亢進の治療

最も重要な目的は適切な CPP（＝平均動脈血圧 − 平均頭蓋内圧）を維持すること．

適切な CPP は次表の通り．

新生児	>30 mmHg
1〜6 か月	>35 mmHg
6〜11 か月	>40 mmHg
1〜4 歳	>45 mmHg
5〜9 歳	>50 mmHg
10〜15 歳	>55 mmHg
>15 歳	>60 mmHg

体高血圧なしに ICP 亢進が続くとき（ICP 20〜24 mmHg が 30 分，もしくは ICP 25〜29 mmHg が 10 分，ICP 30 mmHg 以上が 1 分）の対応：

- 直ちに治療：鎮静薬ボーラス，バギング，マンニトールあるいは高張食塩水投与，CSF 排液
- 脳外科的介入が可能な血腫増大や水頭症を除外するために緊急頭部 CT を考慮
- 外科的介入後，最大限の内科的管理

もしも ICP と CPP の双方が高いならば，血圧が高いはずである．高血圧の原因を検索し（例：痛み），治療する．降圧薬を投与しないこと．血圧や CPP の大きな変化を避ける（CPP 低値は危険な状態である）が，CPP が高すぎることも有害な作用をもち得る．

<ICP 20 mmHg 以下を目指す>

ICP 亢進時の内科的管理：

1. 適切な鎮静と鎮痛，筋弛緩，CO_2 35〜40 mmHg，血清 Na 140〜150 mEq/L，体温管理を確実に行う．
2. 用手換気による中等度過換気は，脳ヘルニアか ICP>30 mmHg のときのみ．

   マンニトール，あるいは高張食塩水を投与する．

   マンニトール 0.25〜0.5 g/kg 静注（12.5% を 2〜4 mL/kg，20% を 1.25〜2.5 mL/kg）．注意：血清浸透圧が 320 mOsm を超えないようにして腎不全を予防し，また，マンニトールの蓄積によ

る脳浮腫増悪の危険性を避けるために,マンニトール投与は24時間で3回までとする.

高張食塩水3% 2〜4 mL/kgを5分間で投与.最大で2〜4 mL/kgを6時間ごと.重度の高浸透圧が進んだら(Na>150 mEq/L)3%食塩水投与を控える.Na値を下げるために低張液をボーラス投与してはいけない.

3.間欠的にCSFを5分間排液
4.持続的にCSF排液(脳外科医に報告)
5.チオペンタール投与.低血圧を避ける.1 mg/kgをゆっくり静注し,けいれんやICP管理に必要ならば4回まで投与.その後,中心静脈ラインから1〜5 mg/kg/hrで持続点滴.burst suppressionに到達するまでには20〜40 mg/kgの累積投与量が必要なことがある.

血中濃度:150〜200 μmol/L(×0.24 = μg/mL)を維持.

PICU入室早期を過ぎてからのICPを指標とした管理には根拠がないため,7〜10日後にはすべてのICPを指標とした管理(ICPモニタリングを含めて)をやめることを考慮すべき.ICPを指標とした管理をやめるかどうかはPICUと脳外科双方の合意に基づくべきである.

ネックカラーと砂嚢使用

1. すべての患児の頭部とネックカラーの脇に砂嚢を置く.脳外科あるいは整形外科コンサルタントのカルテ記載指示がある場合のみ外す.筋弛緩中の患児を搬送する場合にはテープで動かないようにする.
2. 頚椎エックス線:前後,側面,開口位(意識障害や非協力的な場合には左右30°間接像).

臨床的に充分評価できる年齢でエックス線が正常な場合:意識が回復して協力的となるまでアスペンカラー装着を継続し,それからカラーを外して痛みや圧痛,筋攣縮,動きの制限を評価する.

- 理学所見も正常なら(意識清明で痛みや圧痛なし,可動域制限なし),それ以上の処置は不要.
- 理学所見が異常,あるいは低年齢,協力が得られない,脳症などのために評価できない場合:アスペンカラー,あるいはフィ

ラデルフィアカラーを装着し,軟部組織や脊髄評価のために MRI を撮る.

エックス線に異常がある,あるいは理学所見評価ができない場合:フィラデルフィア,あるいはアスペンカラー装着,MRI(+/- CT).

抗菌薬

1. 頭蓋冠開放骨折の患児や脳外科医から EVD(external ventricular drainage) のための予防投与依頼があったときのみ,セファゾリン予防投与.
2. 抗菌薬は以下の患児にルーチン投与しない.
   a. 鼻・中耳や副鼻腔への頭蓋底開放骨折.懸念があるならば,高用量ペニシリンを使う.
   b. コッドマン ICP モニターカテーテル留置中.
3. 脳室炎(疑いを含む):EVD で採取された髄液中に赤血球 500 あたり白血球>1 へは高用量バンコマイシン(目標血中濃度 20〜25 µg/mL)とセフタジジムを投与する.

抗けいれん薬

1. 予防投与でけいれんが減る.けいれんの証拠がない限りは,抗けいれん薬の予防投与は 7 日後にやめるべきである.レベチラセタムはフェニトインと同等のけいれん予防効果があり,利点としては,①血中濃度測定を必要としない,②経腸投与でも生体利用効率が高く,また,投与前後に栄養を止める必要もない,③薬物相互作用が少ない,④肝機能障害がない.
   レベチラセタム予防投与量:10 mg/kg(最大 500 mg)12 時間ごとに静注,あるいは経腸投与.
2. けいれんは疑いも含めてすべて記録する.

栄 養

1. 経腸栄養はできるだけ早期に始めるが,体温 36℃ 未満ではあまり吸収されないこともある.経管栄養が進まない場合は麻薬を減らし,エリスロマイシン 3 mg/kg 8 時間ごとに静注する.
2. 経管栄養の推奨(牛乳タンパクアレルギーがないとき):1 歳未

満には通常の乳児用ミルクか母乳．1～6歳（8～20 kg）は Nutrini．7歳（20 kg）以上は Nutrison．高カロリーが必要なときには Nutrison Energy（高浸透圧）を用いる．
3．胃管栄養が消化されないとき，空腸栄養がうまくいくかもしれない（「栄養」の項（p.49）を参照）．
4．下痢が生じたら，栄養を中止する前に原因を調べる．
5．ICP 管理のために深鎮静されている患児には，早期に緩下剤投与を始める．
6．ストレス潰瘍予防（パントプラゾール 1 mg/kg：最大 40 mg，静注あるいは経腸，1日1回）

体 位

すべての患児に以下のようにするべき：
1．頭部 30° 挙上
2．頭部を中立位に保ち，体位変換等の際には屈曲・伸展・側方弯曲・軸方向牽引・回旋のすべてを避ける．
3．ログロールによる体位変換を 2～4 時間毎に行い，45° を保つ．体位変換時には頭部と肩を常に支持する．
4．冷却ブランケットは体幹下にのみ置き，頭部の圧解除が常に可能なようにする．
5．胸腰椎と骨盤に問題がないことが分かれば，ベッドの上体のみを動かしてもよい．

特定の診断法

1．頭部の CT や MRI は入院時，その後神経学的症状が増悪したとき，ICP 亢進が続くとき，それから集中治療医や脳神経外科医の裁量で行う．頭部 MRI を撮るならば，臨床的に頚椎保護を解除できるかどうか検討し，解除できないならば頚椎 MRI も撮影する．
2．SSEP は受傷の 24～48 時間後に，脳死ではないが不良な転帰が予測されるときに行う．正確な SSEP のための確認事項：刺激が大脳皮質へ届くのを妨げる局所病変がないこと，硬膜下血腫や硬膜外血腫によって大脳皮質の反応の記録が妨げられていないこと，そして直近の 24 時間以内に開頭術が施行されていない

こと．SSEPが欠如している場合には24時間後に再検査すべき．
3．①頚静脈酸素飽和度，②脳酸素分圧のモニタリングは頭部外傷患児の管理を改善するかもしれない．しかし，その役割はまだ議論の余地がある．

10.3 虐 待
non-accidental injury

虐待を疑う臨床徴候は以下の通り.
- 病歴と合致しない傷害
- 不自然な箇所の打撲傷や傷害
- 多発骨折
- 説明のつかない口腔内出血
- 熱傷（特に不自然な箇所の小さな熱傷）
- 発育不良の児の傷害
- 硬膜下血腫，特に網膜出血を伴うもの

＜対 応＞

1. 少しでも虐待の疑いがあれば，PICUコンサルタントへ相談する．PICUと担当科コンサルタントがソーシャルワーカーやビクトリア州担当部署（Victorian Paediatric Forensic Medical Service）へ連絡するかどうか決める．虐待疑いを報告することは，オーストラリアでは，法律で義務づけられている.

2. 担当科レジストラーが入院の責任をもち，ビクトリア州担当部署の小児コンサルタントが早めに患児をみて傷害を記録すべきである．しかしながら，PICUスタッフも注意深く傷害の原因に関する家族の話を記録する.

3. 注意深く，患児の全身を診察し，所見を言葉と図で記録する.

4. 検査は通常，凝固能（PT，PTT，フィブリノゲン，血小板），骨のスクリーニング（児の全身状態がよければ，全身骨エックス線を加えることがある），眼科（網膜出血の有無：瞳孔散大は短時間作用型のトロピカミドを用いる．長時間作用のシクロペントラートを使わないこと），皮膚病変の写真.

5. 事故の場合と異なり，虐待ではその傷害がいつ起こったのか，あるいはいつ外力が加わったのか分からないし，時間をかけて複数の傷害が起こったのかも分からない．それから，虐待の後に二次的な損傷（低酸素，低血圧）があったかどうかも分からないことに注意する．それゆえに，どのような経過をたどるかが分かりにくく，予期せずに状態が悪くなることがある．

10.4 熱 傷
burns

重度の熱傷患児の多くは，熱傷ユニットで管理される．PICU では，感染の危険性が高い．

気道熱傷の小児は PICU に入室すべきである(吸気性喘鳴，嗄声，黒い喀痰，顔面腫脹)．気道や口腔顔面熱傷では，気道がまだ保たれていても早期の気管挿管が必要となることがある．常に PICU コンサルタントに相談する．顔面熱傷では，早期に眼科に相談する．

適切な鎮痛が非常に重要．モルヒネ 0.2 mg/kg 筋注，あるいは 0.1 mg/kg 静注を効果に合わせて繰り返し投与し，それから持続点滴をする．

静脈ラインを確保する（正常皮膚部位が望ましい）．血算，電解質，クロスマッチが必要．閉鎖空間での熱傷後であれば，一酸化炭素ヘモグロビンとチオシアン酸塩を測定する．

もしも，入院時一酸化炭素>10%，あるいは意識障害，低血圧，高乳酸値であれば，一酸化炭素中毒とシアン化合物中毒として治療する（シアン化合物の検査は結果判明が遅いため，初期治療の指標にならない）．高圧酸素療法について，PICU コンサルタントと相談する．ただし，さほど有益でない可能性もあるし，小児（特に 12 か月未満）を搬送するのは危険性が非常に高い．

頸部，体幹，四肢や指に全周性に熱傷がある場合には，熱傷外科医と焼痂切開術について至急相談すべきである．焼痂切開術は通常，手術室で行われるが，緊急で必要な場合には PICU でも行われる．

輸血が必要なことはまれ．予防的抗菌薬やステロイドは投与しない．

輸 液

目標は浮腫を最小限にしつつ，アルブミン>3 g/dL，Na>140 mEq/L，尿量 1 mL/kg/hr を保つこと．

初期蘇生：ショックには 0.9%食塩水 10 mL/kg．熱傷発生時から 24 時間の間に熱傷面積 1%あたり 3 mL/kg 投与（最初の 8 時間で半量，次の 16 時間で残りの半量投与）．4%アルブミンとハルトマン

液を半量ずつ使い,維持液を加える(Plasma-Lyte 148＋5％糖).

24時間後からは熱傷面積1％あたり1.5 mL/kgと通常の維持輸液を投与.尿量とCVP,脈拍,血圧に応じて輸液量を調節する.蘇生に高張食塩水を使用しない.

早期に経腸栄養(NG,あるいはNJ)を開始する.

敗血症の徴候があるとき,抗菌薬選択は皮膚擦過でなく皮膚生検の培養結果に基づくべきである.外科医に生検を依頼する(皮膚移植や包帯交換時).

10.5 災害
disaster-Code Brown

救急部門コンサルタントが災害に最初に気づくことが多い．彼らが病院幹部と連絡を取り，幹部は Code Brown（災害を周知するための全館放送）か，あるいは Code Brown スタンバイかを決定し，宣言する．救急部門コンサルタントはそのイベントについて可及的速やかに PICU コンサルタントに直接連絡する．

連絡網
PICU コンサルタントから
- PICU 看護師長
- 臨床工学技士
- 必要に応じて他科コンサルタント，PICU レジストラー

PICU 看護師長から
- 看護師リーダー
- 勤務中の看護師
- 病棟クラーク

PICU が責任を持つエリア
- PICU
- 比較的軽症な患児のために，手術室の回復室に PICU の「別館」を設ける．できるだけ患児を一般病棟か，この「別館」（PICU 看護師とレジストラーが管理）に移す．これにより，PICU ベッドを Code Brown による入室に備えて空けておく．PICU コンサルタントがこのエリアへの患児移動と引き続く患児ケアを指揮する．必要な場合には PICU はチームを編成（PICU レジストラーと，PICU あるいは救急看護師）して，災害現場でトリアージと現場での蘇生を行う．小児搬送チーム（PETS）と，現場のチームの資器材を必要に応じて使う．

PICU スタッフのそれぞれの役割
- 病棟看護師長：PICU の看護師の役割分担を決定する．役割説明のカードを各自に渡す．災害看護コーディネーターと相談の上で

看護師を追加で呼び出す．他病棟へ転棟可能な患児の搬送を指揮する．ホワイトボードをスタッフステーションにもってきて，現在のPICU患児の情報と担当看護師をホワイトボードに書く．新入室患児の書類作成を指揮する．追加のベッドやコットなどを取り寄せる．

使用済みの人工呼吸器回路やその他の資器材の片付けを指示：工学技士や担当看護師と一緒に消耗品の補充状況を確認する（輸液，ディスポーザブル物品，薬剤，リネン，器材，ベッド，患児モニター，シリンジポンプ，人工呼吸器など）．必要に応じて追加供給を受ける．スタッフの休憩を確保し，次の2シフト分の追加スタッフを調整する．PICUレジストラーやコンサルタントと，一般病棟やNICU，手術室回復室の「別館」への転棟や退院について話し合う．どのPICUベッドを蘇生に使うか，そしてどのスタッフが管理するかを決定する．

- PICU病棟担当コンサルタント：以下に挙げる役割りのために集中治療医を呼び出す．心疾患患児をNICU，循環器病棟，その他の病棟へ転棟させることを考慮する．救急部門やトリアージ部門との調整．救急部門を助けるためにPICUレジストラー・PICU看護師のチームを派遣する．PICUでレジストラーの仕事を指揮する．重篤な患児の蘇生と管理，患児の評価，検査や他科コンサルトの調整．

PICUコンサルタントがさらに必要かどうかを判断する．

- 救急部門にいるPICUコンサルタント：麻酔科，外科，救急のコンサルタントと一緒に働く．役割は，臨床的なサポート，トリアージ補助，手技（気管挿管，静脈路確保），手術室やPICUへの患児搬送の指揮．この状況でのトリアージには，手術室やCTといった特定の介入を待つ患児の優先順位付けを含む．PICU以外のICU管理領域にいる挿管患児や重傷を負った患児の管理を指揮．Code Brownの状況と予測される患児数と重症度をPICUスタッフに伝える．

- Code Brown担当PICUコンサルタント：主な役割は組織化と連絡．コントロールセンターの会議に参加してPICUの状況や需要を報告し，災害について情報を得る．トリアージチーム（救急部のチームとヘリパッド）と連携する．予測される患児数について

コントロールセンターや救急部から聞き出し，PICU の必要ベッド数を推測する．現場チームの需要を評価し，現場チームを構成する PICU レジストラーと看護師に役割を与える．広報と連携する．必要に応じて外科医や麻酔科医と連携する．搬送チームとも連携する．必要に応じてさらに PICU コンサルタントやレジストラーを招集し，患児のCT室への移動の指揮，救急部での手伝い，PICU 管理エリアでの重篤患児の管理にあたらせる．他の ICU コンサルタントと綿密に連携し，情報共有する．

- リーダー看護師：患児到着前に，空床のすべてが受け入れ準備(ペンやライト，書類を含む) できていることを確認する．使用済み物品を回収し，掃除と整理を業者に依頼する．輸液，動脈ラインや中心静脈ラインの準備をする．役割分担：例えば，比較的軽症患児を受けもっている看護師に輸液を作らせるなど．患児の年齢と体重を記録する．人工呼吸器の準備．コットやベッドの準備．Code Brown 用物品を器材庫，薬剤部，工学技師，リネン室から取り寄せる．移動や退室を手伝う．
- PICU 病棟クラーク：看護師長に聞きながら看護スタッフへテキストメッセージを送り，返信の有無を含めてリストを作成する．指示に従い追加看護スタッフを呼ぶ．PICU の電話に出る．物品や検体の搬送を調整する．院内他部署との連絡に関して師長を手伝う．すべての新入室患児の書類や次の2シフト分の勤務表を作成．追加看護師の調整について師長を手伝う．家族や訪問者について広報と連携する．できれば患児の親類の宿泊先施設を斡旋する．
- PICU 工学技師：必要機器を集めて配置する（PICU 内，他病棟から，院外から）．必要に応じて特別な任務をこなす（血液浄化装置の準備など）．遠隔（NICU など）で管理している患児のガス供給と電気接続が適切になされていることを確認する．患児搬送を手伝う．

10.6 蛇咬傷
snakebite

（訳注：蛇の種類によっては症状が異なるため，日本の蛇咬傷にそのままあてはめてはいけない．）

牙痕は見えないこともあり，咬まれた場所が強い痛みを伴わないこともある．症状は頭痛，嘔気，嘔吐，腹痛，局所リンパ節の圧痛，筋力低下（眼瞼下垂，霧視，球麻痺，全般的な筋力低下，呼吸筋力低下），凝固障害（出血，あるいは単に検査値異常），低血圧，横紋筋融解，腎不全．

すべての蛇咬傷（疑いを含む）患児について PICU コンサルタントへ報告．

注意深く診察：末梢静脈ライン確保；血液検査（血算，PT，APTT，フィブリノゲン，FDP，CK，クレアチニン）

適切な量の抗毒素血清があるとき：

- 咬傷の可能性がある（無症状，凝固能正常）：圧迫帯を外して4時間観察する．
- 確実に咬まれた（無症状，凝固能正常）：圧迫帯を外して12時間観察する．
- 確実に咬まれた（軽度な症状，あるいは凝固能異常）：PICU に入室し，咬傷部位を拭って毒素検査（咬傷部位が陰性なら尿も），PICU コンサルタントと相談する．
- 非常に重篤（低血圧，出血，筋弛緩）：蘇生し，PICU 入室，圧迫帯をそのまま（もしもまだであれば，適用する），tiger snake 抗毒素 2 アンプルと brown snake 抗毒素 2 アンプル（計 4 アンプル）を投与．安定してから圧迫帯を外す（その後さらに抗毒素が必要となるかもしれない）．

毒素検出キット：毒に侵されたかどうか，そしてどちらの抗毒素を用いるか決めるために用いられる（しかし，抗毒素を投与するかどうかを決めるために用いるわけではない）．

抗毒素：ビクトリア州では，tiger snake と brown snake に対する抗毒素を投与することで，すべての蛇がカバーされる．重い症状があるときや凝固能障害がある場合のみ投与する．抗毒素の投与

量は注入された毒の量次第であり,患児の大きさとは無関係.症状や凝固能障害が30分後にも継続していたり,再燃する場合には繰り返し投与する.

アドレナリン前投与：最初の抗毒素投与前に1:1,000アドレナリンを0.01 mL/kg皮下注.

FFPと血小板：これらは,適切な抗毒素が投与されるまでは投与しない.

破傷風：適応があれば予防投薬する.

10.7 中　毒
poisoning

　中毒の重症度はその物質の毒性，成分，量と曝露からの時間に依存している．以下の記載は非常に重篤になり得る症例のみを対象としている．

1. トコンシロップの使用は，もしも誤飲・服用の1時間以内に投与するとしても議論の余地がある．そのため，PICUで適応になることは非常にまれである．
2. 胃洗浄は迅速に行われても，ほとんどの物質の半分以下しか除去されない．誤飲・服用の2時間以内（その薬物が胃排泄を遅らせるのならば，もっと長く）の重篤となり得る症例の場合，PICUコンサルタントに相談する．腐食性物質や炭化水素化合物，石油製品では胃洗浄は禁忌．意識清明でない患児には胃洗浄前に気管挿管すべき（しかし，気管挿管が誤嚥を防ぐという保証はないことに注意）．側臥位で頭部を下げる．シングルルーメンの24～32 Fr経口胃管を用い，位置を注意深く確認（胃内容物の吸引，空気注入時の聴診）．10 mL/kgの食塩水を注入し，吸引する．吸引物が清明となるまで繰り返す（数L必要なことがある）．
3. いくつかの特異的吸着物質が使われる：Fuller's earth（パラコート），フェロシアン化カリウム（タリウム），牛乳（フッ化物），ポリスチレンスルホン酸ナトリウム（リチウム），コレスチラミン（リンデン）．
4. 活性炭は多くの毒物を吸収するが，一般的な電解質，鉄，無機酸や無機塩，アルコール，シアン化物，ほとんどの溶媒，炭化水素化合物，殺虫剤やリチウムは吸収しない．誤飲・服用後1時間以内が最も有効であり，2～4時間後の単回投与にはわずかな利益しかない．活性炭を誤嚥すると重度な肺損傷を引き起こすため，意識清明でない患児では気管挿管すべきである．腸蠕動音があるかどうか確認し，経鼻胃管を挿入（10 Fr以上），位置を注意深く確認（できればエックス線で）し，胃内をできる限り空にする．患児を側臥位にして，経鼻胃管から活性炭を1 g/kg投与し，その後（もしも緩徐放出製剤の誤飲・服用であ

れば）1時間毎に 0.25 g/kg を投与．活性炭が複数回投与された場合にはソルビトール 1 g/kg（70%を 1.4 mL/kg）を経鼻胃管から投与し，4時間後に再投与する．
5. 腸洗浄（ポリエチレングリコールと電解質とによる）は，ⓐ緩徐放出製剤の誤飲・服用後，長時間経過してから来院した場合，もしくは，ⓑ活性炭で吸収されない物質（鉄など）に用いる．

ユーカリと芳香油

咳嗽，嘔吐，誤嚥性肺炎を引き起こす．昏睡となるのは通常 30～60 分以内だが，遅れる場合もある．胃洗浄や活性炭投与，腸洗浄は行わないこと．

鉄

胸腹部エックス線撮影(錠剤が見えることがある)．活性炭は無意味．誤飲後 2 時間以内なら胃洗浄．イレウスや閉塞，びらんがなければ腸洗浄．4 時間後，あるいは 8 時間後の血清鉄値＞60～90 μmol/L（×5.59＝μg/dL）ならば，デスフェロキサミン 10 mg/kg/hr を 12～24 時間投与（最大 6 g/24 hr）．

アセトアミノフェン

誤飲・服用から 2 時間以内に施行できるならば，胃洗浄に関して PICU コンサルタントに相談する．活性炭投与．血清アセトアミノフェン濃度が 4 時間後に＞1,000 μmol/L（×0.15＝μg/dL），8 時間後に＞500，12 時間後に＞200，16 時間後に＞80，20 時間後に＞40 であれば，アセチルシステイン投与（来院が遅れたとしても投与する）．150 mg/kg を 1 時間で投与し，それから 10 mg/kg/hr の持続点滴．肝機能検査とカリウム値をモニターする．

パラコート

30 mg/kg 以上で重度な毒性，50 mg/kg 以上は致死的である．酸素フリーラジカルが数日かけて多臓器不全を起こす．準備が出来次第直ちに活性炭 1 g/kg を経鼻胃管より投与し，血液浄化療法，あるいは血液吸着療法（できれば 2 時間以内に），酸素飽和度 70～80%となるように窒素を加え（もしくは $F_1O_2 < 0.10$ で V-V ECMO），デ

スフェロキサミン3 mg/kgを24時間かけて静注，アセチルシステイン10 mg/kg/hr持続静注，デキサメタゾン0.2 mg/kg 8時間毎静注，ビタミンE 300 mg 12時間毎経腸投与する．

サリチル酸

脱水，酸血症と低カリウム血症を補正．尿pH>7.5を保つように重炭酸投与．血清レベル>25 mmol/L（×13.8＝μg/mL）ならば，血液浄化療法．血糖値，カリウム値，pHをモニター．

テオフィリン

胃洗浄（<2時間），活性炭，腸洗浄（徐放製剤服用後遅れて来院した場合）を考慮．血中濃度が500 μmol/L以上ならば，血液浄化療法を考慮．重度の嘔吐にはメトクロプラミド．心電図とカリウム値（早期には低く，後に高くなる）をモニター．

三環系抗うつ薬

心電図をモニター（心拍数，QRS，QT）．重炭酸や過換気でpHを7.45〜7.50に調整．けいれんにはミダゾラム（不整脈の場合にはフェニトイン）．低血圧にはノルアドレナリン（β刺激薬を避ける），VT/VFにはDCショック後アミオダロン最大5 mg/kg，あるいはβ遮断薬．

Torsades de pointesにはマグネシウム0.1〜0.2 mmol/kg（50% MgSO$_4$を0.05〜0.1 mL/kg）．重度な不整脈や中枢神経毒性には3%食塩水3 mL/kg投与を考慮．12誘導心電図で，正常pH（7.35〜7.45）において，QRS幅が正常となるまでPICUで心電図モニター．

第 11 章　血液腫瘍緊急症

11.1　急性白血病と白血球増多症
acute leukaemia and hyperleukocytosis

　白血球異常高値（AML で 10 万以上，ALL で 30 万以上）．白血球による血流うっ滞は AML のほうが多い（芽球が大きくて凝固障害が重度）．

　すべての治療は腫瘍科にコンサルトの上で決定する．

　PICU に直接入院する．病棟で状態が悪くなるまで診ていてはいけない．

　少しでも神経学的徴候があるならば，入室前に頭部 CT を撮る．

　頭痛，不穏，また頭部 CT で脳浮腫や出血があれば，早めに気管挿管を行う．神経学的に状態が悪くなるまで待ってはいけない．

　慎重に凝固障害と血小板減少を補正する．白血球増多を伴うすべての白血病患児では，血小板 5 万以上を維持するように努める．CT で少しでも出血がある場合には，凝固障害を補正して第 7 因子（ノボセブン）を投与し，血小板 10 万を維持する．

　ラスブリカーゼを早めに投与する（0.2 mg/kg 1 日 1 回，5 日間）．頓用としないこと．

　化学療法前のハイドレーションではマンニトールを使う．Plasma-Lyte 148 を 500 mL とマンニトールを 20 g（20%製剤 100 mL）．これを $1.5\,\mathrm{L/m^2/day}$ となる速さで投与する．

　遠方から患児を搬送する際は，できるだけ速く行う．搬送により化学療法が遅れる場合には，化学療法開始までの間，AML にはヒドロキシウレア，ALL には副腎皮質ステロイド（メチルプレドニゾロン）の投与を考慮する．

　化学療法の導入療法はできるだけ強い薬剤を用い，可能な限り速やかに白血球数を減らす（腫瘍科が各々の患児についてこれを検討する）．

　腫瘍崩壊症候群に注意する（次項参照）．

11.2 巨大リンパ腫（腫瘍崩壊症候群の高リスク）
large mass disease lymphoma or high risk of tumor lysis syndrome

ラスブリカーゼを早期に投与（0.2 mg/kg 1日1回5日間）．頓用としないこと．

化学療法前のハイドレーションにはマンニトールを使う（前述）．リンが高値のときには，カルシウムとリンの沈着を防ぐために，アルカリ化を避ける．ラスブリカーゼ投与下には，高尿酸血症が問題となることはまれである．

K，尿酸，Ca，P，クレアチニン，尿素窒素を定期的に測定する．症状がないかぎりは Ca を投与しない（カルシウム・リン沈着のリスクを避けるため）．

高 K 血症はガイドラインに沿って治療する（「**心臓手術後患児の入室**」の「**生化学**」の項（p.92）を参照）．

電解質異常，治療抵抗性の水分過多の進行や乏尿があれば，血液浄化療法を検討する．

第 12 章　患児の死

（訳注：「12.1 死亡」「12.2 臓器提供」「12.3 組織提供」はオーストラリアの実情であり，日本と異なる部分が多々あるため，これらの記載は参考程度とし，決して臨床判断に用いないこと．）

12.1　死　亡
death

患児の死亡時にすべての症例で行うこと

PICU コンサルタント，担当科，紹介元の医師，かかりつけ医に連絡し，PICU の退室手続きを完了する．臓器提供されない場合には，①なぜ臓器提供を依頼しなかったか，あるいは②依頼したが許可されなかったことを記載する．家族に病理解剖に同意するか聞く．

検視が不必要な場合

剖検用紙・同意書を記載．Medical Certificate of Cause of Death（死亡理由診断書）と Death certificate（死亡診断書）は異なる．Death certificate は戸籍上の書類である．

検視が必要な場合

以下の場合には検視を要する．予期せぬ死亡や異状死，暴力や事故の場合，麻酔中の死亡（自然経過の場合も含む），麻酔の結果としての死亡（数年後の場合も含む），保護観察下にあった場合，身分不詳の場合．麻酔の 24 時間以内に死亡したという理由のみでは，報告の必要はない（麻酔中，あるいは麻酔の結果死亡した場合を除く）．

不明確な場合には，PICU コンサルタントに相談する（コンサルタントが検視官に確認する）．

母乳分泌抑制

母親の母乳分泌を抑制する必要がある場合は，カベルゴリン 1 mg 1 回分を処方する．

12.2 臓器提供
death：organ donation

臓器提供は，脳死後の提供（Donation after Brain Death：DBD）あるいは心臓死後の提供（Donation after Circulatory Death：DCD）として実施される．

脳死診断（オーストラリアにおける）

脳死の診断に必要なのは，反応がない昏睡，脳幹反射欠如，呼吸機能の欠如である（ANZICS Statement on Death and Organ Donation Edition 3.2 を参照）．臨床的に脳死を疑う前提条件がなくてはならない．

- 脳死となり得る状況であると分かっている．
- 正常血圧（年齢相応の収縮期血圧）
- 体温が 35℃ 以上で血糖値が正常．
- 重大な電解質や内分泌的異常がない．
- 四連反応（Train-of-four）刺激試験で神経筋伝達が正常．
- 薬物中毒（モルヒネ，ベンゾジアゼピン，バルビツレートを含む）が除外されている（ベンゾジアゼピンや麻薬を積極的に拮抗するために，フルマゼニルやナロキソンを使ってもよい）

以下は，脳幹機能の臨床的検査である（ビクトリア州では，5年以上の経験がある2人以上の医師が確認せねばならない）．

- 両眼の角膜反射と対光反射
- 少なくとも片側の前庭動眼反射試験（カロリックテスト．少なくとも60秒以上観察する）
- 咽頭反射と咳嗽反射
- 四肢と眼窩の上（第V脳神経領域）への痛み刺激への反応
- 注意：高炭酸ガス血症や酸血症への反応としての呼吸の動きの試験は，脳圧亢進につながる可能性があるため，行わない．その代わりに脳血流の検査（通常は Ceretec を用いた放射線核種検査）が行われる．放射線核種検査か，4血管造影によって頚動脈サイホンから先の血流の有無を検査する．
死亡時間は，2人目の医師が脳血流のないことを確認したとき．

眼球頭反射（人形の眼）試験は実施しない．

生後 30 日以後の小児：脳死の判定は成人と同様．

修正 36 週から生後 29 日までの新生児：脳死判定は，生後 48 時間以降に施行される．2 回目の臨床的検査は，1 回目の検査から 24 時間間隔をあけて施行する．

DBD に関する検査は，治療にあたっている集中治療医が施行してよい．

脳死後の不安定な血行動態の管理

脳死後には神経体液反応により，数時間続く深刻な不安定な循環が起こり得る．これには，尿崩症，交感神経系の緊張の消失，低体温，下垂体機能の消失が関与している．

尿崩症：バソプレッシン 2〜5 u を 1 L に溶解し，毎時間の尿量 + 10％で補正する．あるいは 1 u/kg を 50 mL に溶解し，1〜3 mL/hr（0.02〜0.06 u/kg/hr）で投与する．

循環不全：必要に応じて強心薬と血管収縮薬（必要最小限）投与．

メチルプレドニゾロン 15 mg/kg．

心機能低下へのトリヨードサイロニン（T_3）：心エコー所見と心臓集中治療医，あるいは循環器医へのコンサルトに基づいて，正常血糖値を維持する．必要に応じて 50％糖液，あるいはインスリン（0.05〜0.1 u/kg/hr）投与．

FFP で凝固障害を治療する．

血小板が 5 万以下で出血があるならば，血小板投与．

安定したガス交換（$PaCO_2$ と PaO_2 をできるだけ正常に近づける），無気肺を予防する（PEEP 5〜10 cm + 気管内吸引），容量損傷を避けるために 1 回換気量を少なくする．

心臓死後の臓器提供（DCD）

1. 主な考慮すべき事柄：DCD は生命維持治療の withdrawal がなされようとしているすべての患児に検討すべきである．

   臓器提供を考慮する前にまず，集中治療医，担当科のコンサルタント，家族が生命維持治療の withdrawal に同意していなければならない．また，かかわるすべての科が診療録にこのこと

第12章　患児の死

を記載しなければならない．
集中治療医：臓器提供に関する助言をし，DCDの同意を求める．
病院の代表者：DCDが行われることを病院の代表として許可．
医学的な適合性は臓器移植チームが判断するため，適合性があるかどうかを話し合うためだけでも臓器移植コーディネーターに相談するのがよい．

もしも，その患児が生命維持治療のwithdrawalの後90分呼吸を続ける可能性がある場合にはDCDはできない．

2．検視官：検視が必要な場合には，PICUコンサルタントが検視官と臓器提供について話し合う．警察官が検視官の代理として来院し，両親と話すことを希望する場合がある．両親にこのことは決められた手順であることを伝えておく．

3．血清やその他の検査：両親が臓器提供に同意した場合，緊急で肝炎（B・C・D型），HIV1型と2型，CMV，肝機能，リパーゼ，尿素，クレアチニン，電解質，胸部エックス線，心電図，心臓エコー（収縮能，弁機能，疣贅，解剖学的異常）の検査を行う．

4．臓器提供コーディネーターへの連絡：脳死診断がなされた後，PICUコンサルタントが脳死と臓器提供の意味と重要性について親と話し合う．親の同意が得られたら，PICUコンサルタントから連絡を受けた臓器提供コーディネーターが親と会う．
コーディネーターにとって必要な情報：患児の年齢と体重，診断と既往歴，血液型，現在の投薬，肝機能，腎機能，B・C・D型肝炎，HIV1・2型の検査状況．
臓器提供コーディネーターの役割：親と会って臓器移植の流れを話し合う．移植者のコーディネーターに連絡をする．臓器摘出チームの予定を調整する．臓器摘出のため手術室を予約する．臓器提供者の麻酔科医に連絡する．PICUへ手術室の予定時間を知らせる．

5．臓器移植者チームに必要なこと：以下の考慮すべき重要なことについて，臓器提供コーディネーターは個々の臓器移植チーム，それからPICUコンサルタントと話し合うべきである（血液型，血清検査や除外基準，播種性悪性腫瘍，活動性自己免疫疾患，ムコ多糖症や原発性高乳酸血症といった先天性代謝異

常症の他に).

腎臓：年齢，低血圧，高用量強心薬，血清尿素，クレアチニン，電解質．

肝臓：年齢，体重，低血圧，強心薬投与量，血管収縮薬の使用（バソプレッシンなど），電解質，肝機能検査，凝固能，血糖値．

膵臓：年齢，低血圧，高用量強心薬，血糖値と血清アミラーゼ，腹部外傷．

心臓：年齢，体重，低血圧，高用量強心薬の有無，心臓エコーでの収縮能評価，心電図，胸部エックス線．

肺：年齢，身長，体重，低血圧，高用量強心薬の有無，心臓エコー，気管支鏡，心電図，胸部エックス線，100%酸素とPEEP 5 cmH$_2$O として15分後の血液ガス．

角膜：年齢，眼外傷や潰瘍．

年齢は，臓器提供にあたって禁忌と考えるべきでない．乳児や新生児の臓器提供の可能性は，症例ごとに検討する．

DCD臓器提供の場合にはwithdrawal前に手術室で，麻酔科医，外科医，集中治療医など，関係するすべての手術室スタッフでミーティングをする．

6. 周術期管理のガイドライン：

安定した血圧：ボーラス輸液（必要に応じてCVPモニター），強心薬（必要最小量）ドブタミン 10 μg/kg/min，バソプレッシン 0.02 u/kg/hr（1 u/kgを50 mLに溶解し1 mL/hr），アドレナリン 0.1 μg/kg/min，ノルアドレナリン 0.1 μg/kg/min を必要に応じて用い，正常収縮期血圧の80%以上を保つ．

安定したガス交換（PaCO$_2$とPaO$_2$をできるかぎり正常値に近づける）：無気肺を防ぐ（PEEP 5～10 cmH$_2$O と気管内吸引）．

容量損傷を避けるため，少ない1回換気量を用いる．

体温，血糖値，電解質を正常に保つ．

尿崩症を治療する：水溶性バソプレッシン 2～5 u/L を含む 0.18%食塩水＋4%糖水を，直近の1時間尿量の110%量で投与（バソプレッシンが入手できなければ，デスモプレシン 0.5～1 u/L）．

正常血糖値を保つため，50%糖水，あるいはインスリン持続静

注（0.05〜0.1u/kg/hr）．
凝固能異常は FFP で治療．
血小板数が5万未満で出血があれば，血小板投与．

7. 両親と訪問者：PICU コンサルタントは両親および訪問者と，患児が手術室へ運ばれる手順について事前によく話し合う．両親と訪問者は PICU の患児の部屋でお別れを言い，PICU を出る．彼らは PICU の廊下を患児に付き添ったり，手術室前まで行ったりできない．

8. 術中管理：基本的に PICU での内科的管理を続ける．脊髄反射による動きを防ぐために筋弛緩薬を投与すべきである．臓器摘出の順番は，外科医が決める．通常の術中に必要な薬剤には，ヘパリン，メチルプレドニゾロン，抗菌薬が含まれる．投与量と投与のタイミングは外科医と移植コーディネーターとで話し合うとよい．下大静脈がクランプされたときには大腿静脈ラインを有効に使用できないため，上半身の静脈ラインを確保する必要がある．

9. 術後の管理：ソーシャルワーカーが両親と訪問者のために，臓器摘出後の面会を調整する．処置が終わると臓器提供者は霊安室に運ばれ，葬儀場あるいは検視官のオフィスへの移送に備える．

 検視が必要な場合には患児は速やかに移送されるが，検視官も両親の死後の面会の必要性を理解している．面会は病院内，あるいは後に葬儀場で行われるべきである．もしも病院内での面会によって検視のための移送が遅れそうな場合には，検視官へ連絡する．

10. 臓器提供にかかわることは心痛を伴う．PICU ではイベントの後すぐに話し合いの機会をもつことを勧める．スタッフは持続するあるいは解決しない心痛があれば，そのケアを受けるべきである．

11. 臓器提供に関するどんな懸念も PICU の医師あるいは看護師の臓器移植スペシャリストに伝えてよい．

12.3　組織提供
death：tissue donation

組織提供は，死後 24 時間以内に行う．PICU や院内の他部署で亡くなった場合に実現可能である．

提供者選択基準（標準的な組織提供と年齢の基準）
<心血管組織>
標準的な提供組織：大動脈弁，肺動脈弁，心膜
年齢：生後 3 か月以降（子宮内発育遅延がなく，満期産であれば体重の基準なし）
<皮　膚>
標準的な提供組織：上背部，側腹部，下肢後面，大腿前面の皮膚表層
年齢：年齢制限はないが，大きさ次第．体表面積が非常に小さく，骨突出が目立つようならば除外され得る．
<骨>
標準的な提供組織：大腿骨，脛骨，腸骨稜
年齢：18 歳以上
<腱>
標準的な提供組織：アキレス腱，前脛骨筋腱，膝蓋腱
年齢：18 歳以上
<目>
角膜：2～6 歳から提供できる可能性がある．
強膜と目の研究：何歳でも提供が可能．

守るべき事柄
1. 患児の死亡時に心臓弁を提供する提案がなされたら，臓器移植コーディネーターにできるだけ早く知らせる．組織提供のためには剖検が必要なことに注意する．
2. ドナー候補者は後述するすべての基準を満たさなければならない．ドナー適合性は，臓器移植コーディネーターと治療にあたっている医師とで相談する．
3. ドナー適合性が確立したら，移植コーディネーターが心臓外科医と話し合い，病棟と搬送スケジュールを調整する．

第 12 章　患児の死

4．臓器移植コーディネーターは，家族と臓器提供のオプションについて話し合い，同意や拒否に必要な書類をそろえる責任がある．
5．ドナーの診療録に同意書のコピーを入れる．
6．検視が必要なドナーの場合には，臓器移植コーディネーターが家族に対応する．そのときには検視官の判断により剖検されることがある．
7．剖検の際，血清学的検査のために血液採取される．
8．両親にその児のHIV検査をすることや，CJD検査のために脳生検が必要となることを伝えるべきである（今後，この制度は変更される可能性がある）．

心臓弁提供に必要な医学的条件

以下の基準を満たさなければならない．

- 死亡が確認され，それが診療録に記載されている．
- 現在活動性のある全身性感染症がない．
- 摘出される組織を巻き込んだ活動性のある感染症がない．
- 現在，あるいは過去にスローウイルス感染症に罹患していない．
- 病歴上，活動性結核がない．
- 病歴上，梅毒がない．
- 悪性腫瘍がない．
- 活動性肝炎や原因不明の黄疸の病歴がない．
- 全身性の結合織病，骨代謝異常，その他の深刻な原因不明の疾病がない．
- 死因が判明している．
- 医薬品以外の非経腸薬物の使用歴がない，あるいは授乳中であったならば親に使用歴がない．
- 縦隔への放射線照射歴がない．
- 心臓弁や動脈に移行する可能性がある毒性薬物の摂取，あるいは投薬歴がない．
- 認知症や神経変性疾患の病歴がない．
- 1980年から1996年の間に，総計6か月間以上英国に居住していない．
- 臨床的に診てHIV感染していない．
- 下垂体成長ホルモン投与を受けたことがない．

12.3　組織提供

- ヘモフィリア治療のためのヒト由来濃縮凝固因子投与を受けたことがない．
- HIV 感染の高リスクとされたことがない．
- 授乳中であった場合，両親が HIV 感染の高リスクとされたことがない．

付　録

付　録　正常値

血液と汗

Acid phosphatase（prostatic）: 0～0.8 IU/L

ACTH（午前8時）: ＜20 pmol/L

Activated partial thromboplastin time（APTT）: 22～39 sec

Alanine aminotransferase（ALT, SGPT）: 0～35 IU/L

Albumin:（＞1歳）: 33～47 g/L（×0.1＝g/100 mL）

Alkaline phosphatase（0～2歳）: 100～350 IU（×0.041＝KA/100 mL）

Ammonia: ＜50 μmol/L（×1.703＝μg/100 mL）

Amylase: 8～85 IU（×0.546＝SU/100 mL）

Antithrombin Ⅲ: 0.8～1.2 U/mL

Aspartate transaminase（AST）（1～3歳）: 15～60 IU

Base excess: －4 to ＋3 mmol/L（×1＝mEq/L）

Bicarbonate: 18～25 mmol/L（×1＝mEq/L）

Bilirubin（＞1か月）: ＜10 μmol/L（×0.0585＝mg/100 mL）

Caeruloplasmin: 200～430 mg/L（×0.001143＝ODU）

Calcium, ionized: 1.2～1.3 mmol/L（×4.008＝mg/100 mL）

Calcium total: 2.0～2.7 mmol/L（×4.008＝mg/100 mL）

Carboxyhaemoglobin: ＜5% total

Chloride: 98～110 mmol/L（×1＝mEq/L）

Chloride, sweat（＜12歳）: ＜50 mmol/L（×1＝mEq/L）

Cholesterol（＞1歳）: 3.1～5.4 mmol/L（×38.66＝mg/100 mL）

Cholinesterase: 600～1,500 IU

Copper（1～9歳）: 14～28 μmol/L（×6.354＝μg/100 mL）

Coproporphyrin: ＜0.3 μmol/L（×654＝μg/L）

Cortisol: 150～600 nmol/L

Creatine kinase（CK, CPK）: 40～240 IU

Creatinine（1～9歳）: 0.01～0.06 mmol/L（×11.3＝mg/100 mL）

Cross-Linked degredation products: ＜0.25 mg/L

Cyanide: ＜8 μmol/mL, ＞40は致死的（×0.026＝μg/mL）

Ferritin: 18～300 μg/L（×1＝ng/mL）

Fibrinogen: 1.9～5.0 g/L（split products＜10 mg/L）

Free fatty acids: 0.1～0.6 mmol/L

正常値

Free thyroxine index（>4か月）：60〜155%
Globulins（>3歳）：17〜38 g/L（×0.1 = g/100 mL）
Glucose（>1か月）：3.6〜5.4 mmol/L（×18.02 = mg/100 mL）
Gamma-glutamyltransferase（GGT）（>3か月）：<40 IU
Immature/total neutrophil ratio：<0.15（neonate<0.2）
Iron：9〜27 μmol/L（×5.585 = μg/100 mL）
Iron binding capacity：45〜72 μmol/L（×5.585 = μg/100 mL）
Lactate（venous）：1.0〜1.8 mmol/L（×8.904 = mg/100 mL）
Lactate dehydrogenase（LD）：210〜420 IU
Lead：0.2〜1.2 μmol/L（×20.72 = μg/100 mL）
Lipase：0〜2.66 μkat/L（×60 = IU/L）
Magnesium：0.7〜1.0 mmol/L（×2.432 = mg/100 mL）
Methaemoglobin：<2% total
Osmolality：270〜295 mmol/kg（×1 = mOsm/kg H_2O）
PCO_2：32〜45（×0.1317 = kPa）
pH（>1か月）：7.34〜7.43
Phosphate（>2歳）：1.1〜1.8 mmol/L（×3.098 = mg/100 mL）
PO_2（>2週）：80〜100 mmHg（×0.1317 = kPa）
Potassium（>1歳）：3.5〜5.0 mmol/L（×1 = mEq/L）
Protein（>3歳）：57〜80 g/L（×0.1 = g/100 mL）
Protein C：0.7〜1.4 U/mL
Protein S（free）：0.55〜1.40 U/mL
Prothrombin time（PT）：9〜14 sec, INR 0.8〜1.3
Protoporphyrin：0.3〜1.0 μmol/L（×56.2 = μg/100 mL）
Pyruvate：<0.1 mmol/L（×8.702 = mg/100 mL）
Renin activity：1〜4 ng/mL/hr
Sodium：135〜145 mmol/L（×1 = mEq/L）
Thyroid bind glob（成人）：12〜28 mg/L（×0.078 = μgT4/100 mL）
Thyroid stimulating hormone（TSH）（>14日）：<5 nmol/L
Thyroxine free（成人）：9〜26 pmol/L
Thyroxine total（>1歳）：70〜155 nmol/L（×0.078 = μg/100 mL）
Triglycerides：0.9〜2.0 mmol/L（×88 = mg/100 mL）
Triiodothyronine（T_3）（成人）：1.0〜2.7 nmol/L
Triiodothyronine（T_3）uptake（0歳〜成人）：70〜115%

Troponin I (cardiac troponin): 0〜0.29 µg/L
Urea (>4歳): 2.1〜6.5 mmol/L (×6.006 = mg/100 mL)
Uric acid (<12歳): 0.13〜0.4 mmol/L (×16.81 = mg/100 mL)
Zinc: 11〜22 µmol/L (×6.538 = µg/100 mL)

尿

Adrenaline (1〜6歳): <0.05 µmol/day
Delta ALA: <40 µmol/L (×0.13 = mg/L)
Amylase: 50〜500 IU (×0.546 = SU/100 mL)
Calcium: <0.12 mmol/kg/day (×40.08 = mg/kg/day)
Calcium/creatine ratio: <0.7 mmol/mmol
Copper: <0.3 µmol/d (×63.5 = µg/day)
Coproporphyrin: <0.3 µmol/L (×654 = µg/L)
Creatinine clearance: 1.4〜2.4 mL/sec/1.73 m^2
Dopamine (1〜6歳): 0.11〜1.16 µmol/day
Dopamine (1〜6歳): <1.1 µmol/mmol creat
5HIAA: <0.05 mmol/day (×0.19 = mg/day)
Homovanillic acid (HVA) (1〜6歳): 3〜16 µmol/mmol creat
MHMA, VMA or HMMA (1〜6歳): <12 µmol/day
Oxalate: <0.6 mmol/day (×90 = mg/day)
Phosphate index (<12歳): −0.2 to +0.04
Porphobilinogen: <9 µmol/L (×0.23 = mg/L)
Protein: <4 mg/hr/m^2
Uroporphyrin: <0.05 µmol/L (×830 = µg/L)

髄 液

Glucose: >2.5 mmol/L (> = 60% blood level)
Protein: 0.5〜4 (早産児), 0.4〜1.7 (<1週), 0.05〜0.4 g/L (>2か月)
Lymphocytes (×10^6): <20 (<1週), <6 (>1週)
Neutrophils (×10^6) <10 (<1週), 0 (>1週)

索引

AET 106
ALCAPA 110
ALL 225
AML 225
ARDS 76
 ──への対応 62
ASD 110
ASO 132
AVEA VENTILATOR 61
AVSD 114

BAL 66
BCPS 123
BERLIN HEART 143
BiPAP 36
BIRD VIP GOLD VENTILATOR 60
BTS Norwood 手術 122
BT シャント 118

ccTGA 134
Code Brown 217
Comfort B Score 25
CPP, 適切な 209

DCD 229
DKA 41

EAT 106
ECLS (ECMO) 141
ECLS (長期 VAD) 143
ECMO 141
EXCOR 143

Haemophilus influenzae type b 70
HEARTWARE 143
HFOV 62
HIGH FREQUENCY OSCILLATORY VENTILATION 62
HLHS 120
HSV 脳炎 173
HVAD 143

IAA 137
I/T 比 31

JET 106

LCOS 81

MAPCA 116
medical emergency team 6
MET 6
 ──コール基準 6
mmol(検査値の目安) 39
MRSA 肺炎 174

Na 欠乏(検査値の目安) 39
NEC 87
Norwood (Sano) 手術 122
Norwood 手術 120

PA, IVS 125
PA, VSD 126
PA バンディング 119
patient-controlled analgesia 21
PCA 21

索 引

PCT　183
PETS　8
　——「Go Now」基準　9
PICU（non-cardiac）での外科処置　146
PICU から病棟への移行　35
PICU スタッフのそれぞれの役割（災害）　217
PICU 長期滞在患児　35
PICU での外傷患児受け入れ　202
PICU での抗菌薬　175
PIM スコア　32

Respiratory Distress Score　56

Sano 手術　120
Senning 手術　132
SMR　32
standardized mortality rate　32

TAPVD　129
TGA　132
　——variant　134
TOF　115
　——variants　116

VPAP　36
VSD　111
　——の位置による分類　113

あ 行

アセトアミノフェン　17
　——（中毒）　223
アドレナリン　30, 98
アナフィラキシー　27
アニオンギャップ（検査値の目安）　39
アミカシンの適応　177

アンモニア　47

移植　147
　——-肝臓　149
　——-心臓　147
異所性心房頻拍　106
イソプレナリン　98
痛みの徴候　18
一時的ペーシング　108
院外搬送　8
院内感染　176
院内発生敗血症　176

ウィーニング　59

栄養　49
栄養剤　50
壊死性腸炎　87
エネルギー必要量，PICU でのおおよその1日　49
塩素欠乏（検査値の目安）　39

横隔神経麻痺　85
横紋筋融解　160

か 行

外因　199
外傷　199
疥癬　175
開放骨折　175
加湿ハイフローネーザルカニュラ酸素療法　54
カテコラミン　98
カフなし気管切開チューブサイズ　65
眼窩蜂窩織炎　173
患児の死　227
患児の入退室（ゴールデンルール）　3

感染症 173
肝臓,移植 149
緩和ケア 38

気管気管支軟化症 85
気管支喘息 73
気管支肺胞洗浄 66
気管切開チューブ交換 63
気管切開チューブと針,カテーテルのサイズ 65
気管チューブ 30, 58
気道熱傷 215
虐待 214
急性呼吸窮迫症候群への対応 62
急性中耳炎 174
急性白血病 225
急性腹膜炎 173
急性扁桃炎 174
胸腔ドレーン 103
胸部理学療法の適応 58
局所抗凝固 162
巨大リンパ腫 226
ギラン・バレー症候群 167
菌種による分類 178

クループ 17, 67

経口気管チューブ 58
経静脈栄養 50
　──内容 52
経腸栄養 49
経鼻気管チューブ 58
けいれん 88, 165
　──重積 165
外科処置 146
血液学 31
血液型適合 31
血液腫瘍緊急症 225

血液浄化療法 161
血液と汗(正常値) 237
血液量(検査値の目安) 39
血液ろ過 161
血管拡張薬 98
血管内カテーテル 100
血漿交換 162
血漿量(検査値の目安) 39
血清浸透圧(検査値の目安) 39
血糖(検査値の目安) 39
解熱薬 17
検査値の目安 39

誤飲 222
高アンモニア血症 47
抗菌薬-院内発生敗血症 176
抗菌薬-菌種による分類 178
抗菌薬-市中感染症 173
高血圧 80
高血糖時のNa(検査値の目安) 39
咬傷 175
高浸透圧性非ケトン性糖尿病 46
喉頭蓋炎 17, 70
ゴールデンルール 1
呼吸(ゴールデンルール) 1
呼吸器 53
呼吸不全 17
骨髄炎 175
昏睡 29

さ 行

災害 217
細気管支炎 17, 71
臍帯ライン 102
細胞外液量(検査値の目安) 39
左心低形成症候群 120
サリチル酸(中毒) 224

索 引

三環系抗うつ薬（中毒） 224
酸素化のグラフ 57
酸素療法 53

持参物（PETS） 10
持続経腸栄養の推奨投与法 50
市中感染症 173
市中肺炎 174
質の良い集中治療に必要なこと 33
死亡 227
収縮期血圧，許容できる最低限の 42
出血 79
主要大動脈肺動脈側副血行路 116
腫瘍崩壊症候群 226
上行性胆管炎 173
除脳硬直 205
除皮質硬直 205
徐脈 79
シラミ 175
心筋炎 138
心筋虚血，冠動脈血流低下に伴う 80
心筋症 139
人工呼吸 59
人工呼吸器 60, 61
　──依存 86
心室性頻拍 107
心室中隔欠損症 111
心臓 79
　──，移植 147
　──（ゴールデンルール） 1
　──-術後の問題点 79
　──-病変/手術 110
心臓外科術後 17
心臓手術後患児の入室 90
（心臓手）術後早期の一般的管理 91

心臓手術前（抗菌薬） 173
心臓弁提供に必要な医学的条件 234
心停止 169
心肺蘇生 30
心肺停止の原因 30
心不全 17
心房圧，高い 80
心房粗動 107
心房中隔欠損症 110

髄液（正常値） 239
水分欠乏量（検査値の目安） 39
水分点滴必要量 39
髄膜炎 17, 173, 191
髄膜炎菌敗血症 194

正常値 237
声帯麻痺 86
接合部異所性頻拍 106
先天性修正大血管転位 134
セントラルシャント 118

臓器提供 228
　──，心臓死後の 229
総動脈幹症 136
総肺静脈還流異常症 129
側弯症術後 145
組織提供 233
（組織）提供者選択基準 233
その他（ゴールデンルール） 2

た 行

大血管転位症 132
大血管転位の異型 134
大動脈離断 137
体-肺シャント 118
タンポナーデ 83

索　引

中心静脈ライン　101
中毒　222
長期 VAD　143
治療の質の向上　33
鎮静　18
鎮痛　18

低換気　84
低血圧　81
低血糖　45
低酸素血症　84
低酸素性障害　169
低心拍出量症候群　81
テオフィリン（中毒）　224
溺水　169
鉄（中毒）　223
電解質　39

糖尿病性ケトアシドーシス　41
頭部外傷　205
動脈スイッチ手術　132
動脈ライン　100
ドパミン　98
ドブタミン　98

な　行

ニトログリセリン　98
ニトロプルシッドナトリウム　98
乳児突然死　169
乳糜胸　84
尿（正常値）　239
尿量：最小許容量（検査値の目安）　39
尿路感染症　174

熱傷　215
熱性けいれん　17

脳炎　17, 192
膿痂疹　175
脳灌流圧（CPP），適切な　209
膿胸　77
　　　——を伴う肺炎　174
脳死診断（オーストラリアにおける）　228
脳神経　165
脳損傷　17
脳浮腫　45
ノルアドレナリン　98

は　行

ハートウェア　143
肺炎　17, 76
肺炎球菌性壊死性肺炎　174
敗血症　88, 174, 194
　　　：重度　187
　　　——性関節炎　175
肺高血圧症　82
肺動脈絞扼術　119
肺動脈弁欠損症候群　118
肺動脈弁閉鎖，心室中隔欠損のない　125
肺動脈弁閉鎖，心室中隔欠損を伴う　126
ハイフローネーザルカニュラ　54
バソプレッシン　98
白血球増多症　225
発熱　87
　　　：PICU での治療　17
パラコート（中毒）　223
針とカテーテルのサイズ　65
バンコマイシンの適応　176
搬送（ゴールデンルール）　2
搬送記録　14
搬送方法（PETS）　10

索 引

左冠動脈肺動脈起始 110
脾摘出術 196
百日咳 185
　——予防 174
非薬物療法（鎮痛と鎮静） 19
病棟回診時チェックリスト 4
頻呼吸 85
頻拍性不整脈 105
頻脈 82

ファロー四徴症 115
　——の異型 116
フェロー 16
フォンタン手術 124
腹部膨満 87
不整脈 105
プロカルシトニン 183
フロセミド 159
ブロック 107

ペーシング 108
ペースメーカー使用時のチェック 108
蛇咬傷 220
ベルリンハート 143

蜂窩織炎 175
芳香油（中毒） 223
房室中隔欠損症 114
乏尿 87

ま 行

慢性呼吸サポート 35

ミオグロビン尿症 160

未分化/総計好中球比 31
ミルリノン 98

無気肺 83
無尿（検査値の目安） 39
無脾症 196

メロペネムの適応 177

や 行

薬物療法（鎮痛と鎮静） 19

有害事象の報告 33
ユーカリ（中毒） 223
輸液 39

腰椎穿刺を施行すべきかどうかの判断 192
予防接種 197

ら 行

ラリンジアルマスクのサイズ 58
ランブル鞭毛虫症 173

リエントリー性上室性頻拍 106
利尿治療 159
リフィーディング症候群 51
両方向性グレン手術 123
両方向性上大静脈肺動脈シャント 123
リンパ節炎 175

レボシメンダン 98

訳者略歴

杉本 晃一

1994 年	千葉大学薬学部卒業
2001 年	千葉大学医学部卒業
同	東京女子医科大学心臓血管外科
2012 年	Royal Children's Hospital, Clinical Fellow
2015 年	北里大学心臓血管外科講師
2017 年	British Columbia Children's Hospital, Clinical Fellow
2018 年	University of Alberta Hospital, Mazankowski Alberta Heart Institute, Clinical Fellow

心臓血管外科専門医・指導医,外科専門医,循環器専門医,医学博士

黒澤 寛史

2000 年	東北大学医学部卒業
同	仙台市立病院小児科
2002 年	国立成育医療センター手術集中治療部
2004 年	神戸市立中央市民病院（現 神戸市立医療センター中央市民病院）救命救急センター
2007 年	静岡県立こども病院小児集中治療科
2011 年	Children's Hospital of Philadelphia, Research Fellow
2013 年	Royal Children's Hospital, Clinical Fellow
2015 年	兵庫県立こども病院小児集中治療科長

日本集中治療医学会専門医,救急科専門医,日本麻酔科学会麻酔科標榜医,日本小児科学会指導医・専門医

PICU ハンドブック　小児集中治療の最前線

2018 年 11 月 28 日	第 1 版第 1 刷発行
2019 年 2 月 1 日	第 1 版第 2 刷発行

訳　者　杉本 晃一（すぎもと こういち）
　　　　黒澤 寛史（くろさわ ひろし）

発　行　株式会社 **テコム** 出版事業本部

〒169-0073 東京都新宿区百人町 1-22-23
新宿ノモスビル 2F
(営業) TEL 03(5330)2441
　　　 FAX 03(5389)6452
(編集) TEL 03(5330)2442
URL https://www2.tecomgroup.jp/books/

印刷所　三報社印刷株式会社

ISBN978-4-86399-437-9　C3047